Project Body

Mit einem neuen Körper in ein neues Leben

Philipp Lehmann

Hinweise für den Leser und Nutzer dieses Werkes

Alle Aussagen dieses Buches sind nach bestem Gewissen des Autors getroffen worden. Die Umsetzung der Ratschläge obliegt der alleinigen Verantwortung des Lesers. Vor Beginn des Trainings und einer möglichen Ernährungsumstellung sollte ein fachmännischer Arzt konsultiert werden.

ISBN-13: 978-1500977238

Philipp Lehmann
Bachstraße 9
14542 Werder
Deutschland

Project Body – Mit einem neuen Körper in ein neues Leben

Cover: Erandhi Piyadigamage (www.eclore-design.de)

Coverbild: © rangizzz - Fotolia.com

2. Auflage 2014

Printed in Germany by Amazon Distribution GmbH, Leipzig

Vielen Dank für die zahlreichen Verbesserungsvorschläge an meinen Bruder Patrick Lehmann. Du hast das Niveau dieses Buches merklich verbessert. Weiterhin möchte ich mich herzlichst bei Erandhi Piyadigamage von www.eclore-design.de für die tolle Covergestaltung sowohl bei der ersten als auch bei der zweiten Auflage bedanken.

Inhalt

Vorwort zur aktualisierten Auflage

Seitdem die erste Auflage von Project Body im November 2013 herausgegeben wurde, habe ich speziell auch durch den Kontakt mit Lesern meines Blogs ein besseres Verständnis dafür erlangen können, was Anfänger wirklich brauchen, um langfristig erfolgreich trainieren zu können. Was mir vor allem auffiel war die Tatsache, dass viele Anfänger große Verständnisprobleme haben. Sie besitzen zum Teil zwar das notwendige Wissen, können es aber nicht richtig in den großen Kontext einordnen. Sie verzetteln sich in unwichtigen Details und haben keinen Blick für die übergreifenden Zusammenhänge. Wissen ist das Eine, was aber wirklich zählt ist grundlegendes Verständnis für die „Denkweise" des Körpers. Nur wer versteht, wann und warum der Körper Muskeln auf- oder Fett abbaut (und umgekehrt), kann die richtigen Hebel finden, um seine Entwicklung voranzutreiben.

Verständnis ist auch deshalb wichtig, weil ein Buch niemals alle Fragen beantworten kann – und schon gar nicht eines für Trainingsanfänger. Es werden immer Fragen offen bleiben. Wer aber Verständnis erlangt hat, kann zwischen wichtigen und unwichtigen Fragen unterscheiden und die entsprechenden Antworten selbstständig finden. Es ist nicht mein Anliegen, Ihnen meine Ansichten zum Thema körperliche Entwicklung aufzuzwingen. Vielmehr möchte ich Anregungen geben und grundlegendes Verständnis vermitteln, damit Sie Ihren eigenen Weg finden können, denn nur auf dem eigenen Weg kann man letztlich langfristig motiviert, erfüllt und erfolgreich sein. Dieses Buch soll daher kein komplexes Detailwissen, sondern Verständnis für übergreifende Zusammenhänge vermitteln.

Im Vergleich zur ersten Auflage werden in der aktualisierten Auflage weitaus mehr Themen - speziell was die geistige Komponente anbelangt - behandelt, zusätzliche Trainingsmöglichkeiten und -pläne vorgestellt und wichtige Aspekte im Verlaufe des Buches mehrmals wiederholt. Wiederholungen mögen auf den ersten Blick nervig erscheinen, sind aber notwendig, um den Geist für das Wesentliche zu sensibilisieren und es dann auch in das Langzeitgedächtnis einzuspeichern. Die Übungsbeschreibungen der ersten Auflage wurden aus dem Buch gestrichen, weil sämtliche Übungen auf meiner Webseite *simply-progress.de* beschrieben und vor allem mit Videos unterlegt werden. Eine weitere Neuerung ist die Tatsache, dass sämtliche Quellenbelege gelöscht wurden. Es tut mir Leid für diejenigen, die gerne durch die Quellen stöbern und alles nachrecherchieren wollen. Allerdings ist die schlichte Wahrheit, dass ich für so ziemlich jede Behauptung eine gute Quelle als Beleg finden könnte. Es gibt so unglaublich viele Studien und Experten, dass der Meinungsvielfalt keine Grenzen gesetzt sind. Daher macht es aus meiner Sicht keinen Sinn, Quellenangaben zu machen, um seine Glaubwürdigkeit zu erhöhen. Genau das machen schließlich auch all die Möchtegern-Gurus, die so manche Menschen hinters Licht führen und mit Crash-Diäten und dergleichen letztlich mehr schaden als nutzen. Dieses Buch vermittelt die schnörkellosen Grundlagen erfolgreicher Trainings- und Ernährungsplanung. Die dahinterstehenden Prinzipien haben sich über viele, viele Jahre praktisch bewährt und werden auch Ihnen große Erfolge bescheren, wenn Sie willens sind, sie umzusetzen.

Für die erste Auflage von Project Body habe ich vermehrt positive Rückmeldungen erhalten, was mich zugegebenermaßen sehr freut. Da ich allerdings gewillt bin, meine Arbeitsweise weiter zu verbessern und den Bedürfnissen meiner Leser noch besser gerecht zu werden, würde ich mich über Anregungen und ehrliche Kritik freuen. Sollten Sie also Probleme, Fragen oder Kritik haben, würde ich mich sehr darüber freuen, wenn Sie per Email über philipp.lehmann@simply-progress.de Kontakt mit mir aufnehmen würden.

1 Einleitung

Tausende von Menschen strömen täglich in die Studios. Die Meisten von ihnen haben eine Gemeinsamkeit: ausbleibender Erfolg. Das ist nicht weiter verwunderlich, schließlich kümmern sich die wenigsten Trainer kommerzieller Studios wirklich um den Erfolg der Klienten. Sie geben ihnen minderwertige Gerätepläne an die Hand, um sich nicht weiter damit befassen zu müssen. Es kostet beispielsweise viel Zeit eine saubere Kniebeuge zu erklären und zu überprüfen. Da ist es wesentlich einfacher auf eine entsprechende Maschine zu verweisen. Dies ist keineswegs im Sinne der Klienten, denn nichts demotiviert mehr als ausbleibender Trainingserfolg. Aus eben diesem Grund brechen viele Menschen ihr Training oftmals schon nach kurzer Zeit wieder ab und lassen sich so die mannigfaltigen Vorteile des Kraftsports entgehen.

Krafttraining ist vor allem eine Herzensangelegenheit, eine, die auf Überzeugung beruht. Es ist kein nebensächliches Verfahren, um seinen Körper mal ein bisschen in Form zu bringen. Vielmehr ist es ein Weg sich selbst zu revolutionieren – in körperlicher wie auch in geistiger Hinsicht. Es ist immer wieder beeindruckend die tiefgreifenden Veränderungen bei Menschen zu sehen, die über Monate hinweg leidenschaftliches Krafttraining betreiben. Mit dem körperlichen Wachstum verändert sich oftmals die ganze Persönlichkeit. Das Wachstum des Körpers beruht nämlich auf dem Drang zur Entwicklung, den die Natur jedem Menschen und auch jedem anderen Organismus mit auf den Weg gegeben hat. Entwicklung ist ein ganzheitliches Unterfangen. Der Körper lässt sich nicht vom Geist trennen, vielmehr gibt es starke Wechselwirkungen zwischen den beiden. Ein leidenschaftlicher Athlet verbessert nicht nur seine Physis, sondern er wird auch selbstbewusst, konzentriert, beharrlich, beständig, diszipliniert, geduldig und vor allem offen. Offen für neues Wissen, neue Ideen und neue Erfahrungen. Er entwickelt eine Eigendynamik, die ihn dazu befähigt aus sich selbst heraus sein Leben zu revolutionieren, zu verbessern, lebendiger zu gestalten. Von allen Lebewesen auf Gottes grüner Erde besitzt nur und ausschließlich der Mensch dieses gewaltige Potenzial sein Leben, seine Überzeugungen und Wertevorstellungen von heute auf morgen über den Haufen zu werfen und durch Besseres zu ersetzen.

Es ist die Nutzung dieses Entwicklungspotenzials, die letztlich zu einem gewichtigen Teil darüber entscheidet wie glücklich und erfüllt wir leben und Krafttraining ist eine hervorragende Initialzündung. Wer das Wesen des Trainings, den Kern des Widerstandes einmal verinnerlicht hat, wird sich immer wieder neu erfinden und so im Fluss des Lebens bleiben. Ich bin vollends davon überzeugt, dass Stillstand gleichbedeutend mit Verfall ist und ein Mensch nur dann wirklich glücklich sein kann, wenn er sich als Wesen weiterentwickelt. Die meisten Menschen entwickeln sich heutzutage jedoch wenn überhaupt nur noch geistig weiter – der Körper bleibt auf der Strecke. Doch durch die Verkümmerung des Körpers verringern wir auch unweigerlich unser geistiges Potenzial. Krafttraining soll nicht unbedingt zum Mittelpunkt des Lebens werden, sondern einen körperlichen Ausgleich zum restlichen Tagesablauf liefern. Durch körperliches Training verbessert sich nicht zuletzt auch die Gesundheit, die Basis unseres Lebens. Sie ist nicht nur durch das Fehlen von Krankheiten, sondern auch durch Lebensfreude und Vitalität gekennzeichnet. Richtiges Krafttraining korrigiert Haltungsschwächen, stärkt das Immunsystem, bringt das Herz-Kreislaufsystem auf Trab und liefert Lebensenergie. Wer smart trainiert wird wesentlich glücklicher durchs Leben schreiten. Ich kenne keinen Menschen, der es bereut Zeit für seine körperliche Entwicklung aufzubringen - wohingegen die meisten körperlich inaktiven Menschen ihre Trägheit bereuen. Wenn Sie die Zusammenhänge zwischen Training und Leben erkennen, können Sie Ihren Eifer im Sport auf Ihr Leben übertragen und somit den Weg der Aktivität und des Erfolgs beschreiten.

Genau darum geht es in diesem Buch. Ich möchte Ihnen nicht nur einfache, oberflächliche Gebrauchsanweisungen liefern, sondern die wahren Werte, die Symphonie aus Körper und Geist, vermitteln. Der eine oder andere Aspekt wird an verschiedenen Stellen des Buches wiederholt.

Damit möchte ich seine Notwendigkeit betonen und ihn immer wieder ins Bewusstsein rufen. Denn so viel ist klar: Das Buch zu lesen reicht nicht. Es geht letztendlich auch darum die Dinge umzusetzen. Die bloße Erkenntnis gerät schnell in Vergessenheit, solange sie nicht tief und fest in das Bewusstsein eingebrannt wird und Anwendung im Leben findet. Ich nehme an die meisten Menschen werden dieses Buch lesen weil sie unzufrieden mit ihrem eigenen Körper sind – das ist gut so. Darin verbirgt sich großes Wachstumspotenzial. Aber begehen Sie nicht den weitverbreiteten Fehler Ihre Zufriedenheit vom Ergebnis abhängig zu machen. Den ultimativen Körper werden Sie nämlich niemals erreichen. Sie können ihn sich jetzt ausmalen, doch wenn die Zeit gekommen ist, werden Sie wieder neue Verbesserungsmöglichkeiten entdecken. Es liegt in der Natur eines Ideals unerreichbar zu sein. Wer seinen Erfolg und seine Zufriedenheit vom Erreichen eines Ziels abhängig macht, verschiebt seine Erfüllung in stets in die Zukunft, in das unreale Reich der Vorstellungen und Möglichkeiten.

Viele Trainer bringen ihre Klienten dazu mit vollem Eifer nach ihren Zielen zu streben, doch werden Sie dann niemals wirklich zufrieden mit sich sein. Sind wir mal ehrlich, wie viele Ziele haben Sie sich schon gesetzt und erreicht? Hat Sie das grundlegend wirklich glücklicher gemacht? Wahrscheinlich nicht. Sobald Sie ein Ziel erreicht haben, ergibt sich wieder ein neues. Man kann den Moment der Zufriedenheit nicht festhalten, er wird schnell zur Normalität. Wer glaubt er würde endlich glücklich sein, wenn er ein Sixpack erreicht, 100 kg Bankdrücken schafft oder 40er Arme bekommt, wandert auf dem Holzweg. Sobald Sie 100kg bewältigen können, streben Sie nach 150 oder 200kg. Die 100 sind dann für Sie normal, die haben Sie ja schon gemeistert. Auf diese Weise schieben wir das Glück vor uns her statt es uns endlich zu greifen. Es wird nur dann greifbar, wenn wir lernen in der Gegenwart zufrieden mit uns zu sein. Zufriedenheit ist entgegen der Meinung mancher „Lebenserfolgsexperten" keine Entwicklungsbremse, denn wirklich zufrieden können die meisten Menschen meiner Meinung nach erst dann mit sich sein, wenn Sie sich entwickeln. Es geht also nicht um das Ziel, um den Traumkörper, das perfekte Haus, den teuren Porsche – es geht um den

Weg, den Prozess. Seien Sie dann zufrieden mit sich, wenn Sie an Ihrer Entwicklung arbeiten – nur darum geht es. Lernen Sie den Weg zu lieben und nicht das Ziel. Ein Ziel ist gut dafür dem Handeln eine Richtung zu geben, aber es taugt nicht als alleinige Quelle der Motivation und des Glücks. Menschen, die sich auf ihre Ziele versteifen, verlieren ihren Antrieb, sobald sie das Ziel für einen Moment aus den Augen verlieren – was bei großen Zielen fast immer vorkommt.

Speziell beim Krafttraining machen vor allem auch jüngere Athleten ihre Zufriedenheit deshalb vom Ziel abhängig, weil Sie damit beeindrucken wollen. Mit einer starken Physis, einem ästhetisch ansprechenden Körper. Aber es geht nicht darum irgendjemanden zu beeindrucken, denn dadurch würden wir nur die Kontrolle über unser Wohlbefinden an andere abgeben. Der Vergleich mit anderen Menschen, der Wettbewerb untereinander, schadet letztlich mehr als dass er hilft. Es gibt immer einen schöneren, stärkeren, klügeren, mächtigeren, reicheren Menschen. Immer. Machen Sie Ihre Zufriedenheit nicht von Zielen und auch nicht vom Vergleich mit anderen abhängig. Seien Sie vielmehr dann zufrieden, wenn Sie Energie dafür investieren sich körperlich und geistig weiterzuentwickeln. Seien Sie stolz darauf den Weg des Widerstandes zu beschreiten statt träge auf der Couch zu verkümmern.

Ich möchte Ihnen helfen Ihren Körper zu verändern und den positiven Umschwung auf Ihr gesamtes Leben zu übertragen, um mit einem neuen Körper ein neues Leben zu beginnen. Aber eines verspreche ich Ihnen: Es wird nicht leicht. Nichts von Wert lässt sich leicht erreichen, denn es ist der Weg zum Ziel, der steinige Weg des Widerstandes, der die eigene Entwicklung voranbringt. Dieser Weg ist geprägt durch unsere Entscheidungen. Alte Gewohnheiten und der innere Schweinehund werden uns die Entscheidungen für den Widerstand erschweren, doch mit der Zeit setzt ein Umschwung ein. Irgendwann wird der Widerstand wieder zur Natur des eigenen Lebens und das Wachstum zum wesentlichen Teil seines Inhaltes. Wer seine Trägheit beharrlich überwindet, entfacht mit der Zeit die Leidenschaft, die Liebe zur Entwicklung. Wenn Sie meinen Empfehlungen folgen, werden Sie schlank, gesund, stark und muskulös werden, aber Sie werden auch gegen Ihren inneren Schweinehund ankämpfen müssen – es gibt keinen leichten Weg der Entwicklung.

Dies ist der Moment der Entscheidung. Entscheiden Sie sich jetzt zwischen dem einfachen, trägen oder dem schwierigen, aktiven Weg. Sind Sie bereit den Widerständen zu trotzen? Bereit Ihre selbst geschaffene Komfortzone zu verlassen? Bereit intensiv zu streben und zu leben? Bereit sich selbst zu revolutionieren? Dann lesen Sie weiter.

2 Ein aktives Leben

Krafttraining ist ein wichtiges Instrument, um den Körper beherrschen zu lernen, ihn zu formen, den Charakter zu prägen und das gesamte Leben zu verbessern. Aber von Elitesportlern mal abgesehen nimmt das Training selbst nur einen Bruchteil des Tages ein. Wenn es hoch kommt, trainiert man vielleicht eine Stunde am Tag, die Meisten trainieren sogar weniger. Der Tag selbst hat aber 24 Stunden. Normalerweise verbringen wir schon acht davon liegend beim Schlafen. Die Arbeit nimmt ebenfalls etwa 8 Stunden täglich in Anspruch – für viele Menschen heißt das 8 Stunden lang in gekrümmter Haltung zu sitzen. Der Weg von und zur Arbeit wird auch meist sitzend verbracht. Zu Hause versucht man dann zu entspannen, häufig auf dem Sofa vor dem Fernseher – sitzend oder liegend.

Die Sitzkrankheit verbreitet sich immer stärker in unserer Gesellschaft. Es ist ein Virus, in gewisser Form ansteckend – unbewusst prägen uns die Gewohnheiten des Umfeldes und häufiges Sitzen ist eine der schädlichsten Gewohnheiten unserer Zeit. Krafttraining kann keinen effektiven Ausgleich dazu liefern, denn der kurze Zeitraum des Trainings bildet lediglich die Spitze des Eisberges. Unser gesamtes Leben entscheidet wer wir sind, wie wir uns fühlen und was wir zu leisten im Stande sind. Wer ein vorwiegend sitzendes, körperlich inaktives Leben führt, prägt dadurch sein gesamtes Wesen. Aussehen, Gesundheit und Leistungsfähigkeit richten sich danach wie wir unseren Tag verbringen.

Ich musste es selbst am eigenen Leibe erfahren. Als ich mich selbstständig machte wurde ich mit allerlei Dingen konfrontiert und habe meinen Körper mehr und mehr vernachlässigt. Ich habe noch immer zweimal täglich trainiert, aber mit meiner allgemeinen Leistungsfähigkeit, Gesundheit und Motivation ging es immer weiter bergab. Ich war häufiger müde, kränkelte regelmäßig und war zunehmend demotiviert. Der Trägheitsteufel schlich sich in mein Leben. Warum? Weil ich den Großteil des Tages im Sitzen oder Liegen verbracht habe. Körper und Geist hängen sehr eng zusammen. Ein träger Körper führt mit der Zeit auch zu einem trägeren Geist.

Allerdings aber ich auch die gegenteilige Erfahrung machen dürfen. Als ich meinen Alltag dann nämlich umkrempelte und begann, am Stehpult zu arbeiten, häufiger zu laufen oder das Fahrrad zu nehmen und wann immer möglich ein paar Übungen oder Läufe in den Alltag zu integrieren, wurde ich auf einmal wesentlich fitter, energiegeladener, motivierter und gesünder. Ich hatte Lust Dinge zu unternehmen, Neues auszuprobieren, produktiv zu sein.

Ein Mangel an körperlicher Aktivität im Alltag führt schnell zu Müdigkeit. Der Körper ist im Dämmermodus und überträgt das auf den Geist. Wie reagieren die meisten Menschen dann? Sie ruhen sich aus – setzen oder legen sich hin. Oftmals führen sie sich dann Energie in Form von Nahrung zu, denn sie glauben ein Energiemangel sei die Ursache für die Müdigkeit. Das ist aber eine Fehlinterpretation, denn die Energie ist da, sie wird nur nicht zur Verfügung gestellt, weil sich der Körper im Dämmerzustand befindet. Das führt dann schlussendlich dazu, dass man sich mehr Energie zuführt als eigentlich benötigt wird. Der Körper verfettet, die Arterien verstopfen, Herz-Kreislauf-Erkrankungen folgen.

In unserem Körper gibt es den berühmten Kampf- oder Fluchtreflex, der in früheren Generationen unser Überleben gesichert hat. Bei einer Gefahrensituation werden Stresshormone zusammen mit Energie freigesetzt, um besser kämpfen oder flüchten zu können. Heutzutage gibt es aber kaum noch echte Kämpfe ums Überleben, sondern vorwiegend Arbeits- und Terminstress. Das Problem ist, dass der Körper hier nicht unterscheiden kann. Der moderne Büromensch steht quasi unter Dauerstress und befindet sich daher auch permanent im Kampf-Flucht-Modus. Aber da seine Kämpfe geistig ausgetragen werden zirkulieren Stresshormone und Energie ungenutzt durch das Blut. Schlafprobleme, Depressionen oder Burnout sind dann nur eine Frage der Zeit.

Was ist also zu tun? Es gilt körperliche Aktivität in den Alltag zu bringen. Energie muss wieder verbraucht statt gespeichert werden. Der Stoffwechsel muss wieder ins Rollen kommen. Stress muss aktiv abgebaut werden. Machen Sie Ihren Körper zum Hochleistungsofen! Verbrennen Sie die überschüssige Energie. Stehen, gehen, laufen, rennen Sie. Nutzen Sie das Fahrrad oder öffentliche Verkehrsmittel (stehend) statt dem eigenen Auto. Machen Sie Liegestütze oder Kniebeugen beim Fernsehen. Versuchen Sie wo es nur geht körperliche Aktivität in den Alltag zu bringen. Das führt zu einem schlanken, fitten und gesunden Körper sowie einem produktiven Leben.

Dieses Kapitel ist der Hauptgrund für meinen Entschluss die aktualisierte Version des Buches zu verfassen. Es fehlte in der ersten Version gänzlich, aber mit der Zeit wurde mir die Bedeutung körperlicher Aktivität im Alltag immer stärker bewusst. All die Trainingspläne, ja sogar die Ernährung können meiner Meinung nach noch eher vernachlässigt werden als der aktive Lebensstil. Er entscheidet in erster Linie darüber wie es um unsere Gesundheit und Leistungsfähigkeit bestellt ist. Zucker aus der leckeren Eiscreme wird erst dann wirklich zum Problem, wenn er nicht verbraucht wird. Körperliche Inaktivität ist eine Hauptursache für diverse Zivilisationskrankheiten. Rückenprobleme, Verfettung, Schlafprobleme, psychische Probleme, Herz-Kreislauf-Krankheiten und viele weitere Gebrechen lassen sich zu einem gewichtigen Teil auf einen körperlich trägen Alltag zurückführen. Bevor Sie also mit dem eigentlichen Training beginnen sollten Sie versuchen Ihren Alltag umzukrempeln. Hier findet die wahre Transformation statt!

3 Grundlegende Erfolgsprinzipien

Um ehrlich zu sein bin ich kein großer Freund von viel Theorie im Kraftsport. Wer sich über längere Zeit mit der Trainingswissenschaft beschäftigt, wird irgendwann feststellen, dass auf jeden „Experten" ein Gegenexperte kommt. Studien widersprechen sich am laufenden Band, manche Wissenschaftler und Ärzte scheinen auch keinen richtigen Durchblick zu haben und dazu kommen dann noch die Internetforen, in denen jeder etwas anderes meint. Anfänger werden auf Anhieb mit unzähligen, sich widersprechenden Informationen konfrontiert und wissen dann oft nicht mehr weiter.

Nachdem ich mich nun lange Zeit mit der Materie beschäftigt habe, konnte ich einen großen Überblick gewinnen und echte Experten von den Papierexperten unterscheiden lernen. Ich habe die unterschiedlichsten Systeme getestet und weiß nun ganz klar worauf es in aller erster Linie wirklich ankommt: Ihr Wille!

All die Trainingssysteme sind letztlich nur Hilfsmittel, die Ihnen überhaupt nichts bringen werden, wenn Ihre Einstellung nicht stimmt. Sie wollen Muskeln aufbauen? Dann müssen Sie sich danach zerreißen! Keine Ausreden oder Probleme dürfen Ihren Weg blockieren, keine Anstrengung darf zu groß sein. Bei jeder Trainingseinheit müssen Sie versuchen voll bei der Sache zu sein. Jede Faser Ihres Körpers muss sich nach Wachstum sehnen. Wenn Sie im Studio sind, dann gibt es verdammt nochmal nichts anderes als die Hantel, den Widerstand den Sie bezwingen werden. Telefonate, Termine und anderes Alltagsgebrabbel spielen dann keine Rolle mehr. Ihr ganzer Fokus richtet sich nur auf die nächste Wiederholung, den nächsten Satz, die nächste Übung. Wenn Sie das geschafft haben, wenn Sie Ihren Geist beherrschen und die richtige Einstellung zum Training haben, dann erst kann das Wissen zum Tragen kommen. Ich selbst habe es lange Zeit wie so viele andere erfolglose Athleten andersherum gemacht. Ich war ständig auf der Suche nach dem perfekten System. Immer wenn ich gerade ein neues gefunden und probiert habe, nährten sich die Zweifel am mangelhaften Erfolg und so suchte ich nach dem nächsten System. Diese Suche wird niemals Enden wenn man nicht erkennt, dass die Systeme sekundär sind und der Wille des Athleten das Entscheidende ist. Es war mir nicht bewusst, aber ich wollte mangelhaften Willen mit Wissen wettmachen. Ich versuchte mir das Leben zu erleichtern und genau das ist der Fehler beim Widerstandstraining – es soll schwer sein und Ihre Disziplin auf eine harte Probe stellen. Das ist die ehrliche Natur des Widerstandes, dank der jeder das bekommt, was er verdient - und genau das macht ihn so wertvoll.

3.1 Die 6 goldenen Regeln

Die Verkomplizierung der Expertenriege verdeckt wie ein Nebelschleier die einfachen Grundprinzipien erfolgreichen Trainings. Warum? Es lässt sich mehr Geld verdienen, wenn man daraus eine Wissenschaft macht. Wissen ist zwar schön, aber wie oben erklärt ist der Wille das Entscheidende. Jeder Mensch beherbergt riesiges Potenzial, das nur ein außergewöhnlicher Wille zu entfesseln vermag. Wenn Sie Ihren Körper ebenso wie Ihren Geist erfolgreich trainieren möchten, dann befolgen Sie die folgenden goldenen Regeln.

3.1.1 Regel 1: Konzentration

Normalerweise springen unsere Gedanken ständig hin und her. Manchmal ist das fruchtbar, aber meistens lenkt es nur vom Wesentlichen ab. Was das Wesentliche ist? Der Augenblick! Wenn Sie lesen, dann lesen Sie, und wenn Sie trainieren, dann trainieren Sie. Alles andere sind nur Ablenkungen, die Sie vom Weg abbringen wollen. Konzentration ist meiner Meinung nach einer der größten Erfolgsfaktoren. Es ist nicht leicht, ständig bei der Sache zu bleiben, aber mit ein bisschen Übung werden Sie richtig Spaß daran finden und die Vorteile einer konzentrierten Lebensweise genießen. Bedenken Sie auch hier, dass das Training nur einen minimalen Teil des Tages ausmacht. Wer seine Ge-

danken außerhalb des Trainings permanent abdrifte
bei der Sache ist, macht sich einen unkonzentriert
wohnheit, was sich mit der Zeit dann auch auf di
Training auswirkt. Jeder Mensch braucht natürli
laufphasen, in denen er die Gedanken unkontrolliert schw
kann, aber den überwiegenden Teil des Tages sollten die Gedanken s
konzentriert wie möglich auf die gegenwärtige Tätigkeit gerichtet werden. Das führt einerseits zu mehr Freude, weil die Gedanken dann nicht andauernd um Sorgen oder Probleme kreisen können, und andererseits zu mehr Leistung durch die Bündelung der Energie. Gebündelte Energie vermag Unglaubliches zu leisten wohingegen gestreute Energie allenfalls im Mittelmaß endet.

Das wesentliche Grundprinzip der Konzentration ist für den Trainingserfolg derart wichtig, dass es im weiteren Verlauf des Buches nochmal ein eigenes, umfassendes Kapitel dazu gibt, wo der Weg zur tiefen Konzentration beim Training mittels kleiner Mentaltechniken aufgezeigt wird. Ein konzentrierter Geist ist ein starker Geist und ein starker Geist begünstigt einen starken Körper.

3.1.2 Regel 2: Beharrlichkeit und Beständigkeit

Ein weit verbreitetes Problem in unserer Gesellschaft ist die Tatsache, dass viele von uns zu schnell aufgeben. Kommt das erste Hindernis, beginnen sich Zweifel auszubreiten, die uns innerlich zerfressen und dafür sorgen, dass wir den eingeschlagenen Weg wieder verlassen. Auf diese Weise werden wir immer nur das behalten, was wir schon haben und uns niemals weiterentwickeln. Denn Tatsache ist, es gibt immer Hindernisse. Aus diesem Grund scheinen sich viele Menschen vor Neuem fast schon zu fürchten.

Gewinner zeichnet vor allem aus, dass sie stets ihren Weg weitergehen und Hindernisse, ganz gleich wie groß sie auch sein mögen, überwinden. Es bringt überhaupt nichts, 3-4 Monate zu trainieren und dann aufgrund von Prüfungsstress oder ähnlichen Ausreden aufzuhören. Der Schlüssel olg ist die Beharrlichkeit, vor allem in schwierigen Zeiten. Wenn reibungslos von statten geht, kann jeder bei der Stange bleiben. rst wenn sich Widerstände auftun erkennen wir, wer zu den Gewinnern und wer zu den Verlierern gehört. Gewinner halten auch bei Sturm den Kurs während Verlierer den äußeren Umständen beinahe schutzlos ausgeliefert sind. Zur Beharrlichkeit gehört auch die Beständigkeit. Es geht also nicht nur darum trotz schwieriger Umstände dauerhaft zu trainieren, sondern auch darum weiter alles zu geben. In einem einzelnen Workout über sich hinauszuwachsen, nur um in den folgenden zehn Workouts entspannt zu trainieren, bringt wenig. Auch wenn gelegentliche Pausen nützlich sind muss man es sich im Großen und Ganzen zur Gewohnheit machen seine Grenzen zu überwinden. Das Erbringen von Höchstleistungen ist eine Fähigkeit, die sich wie jede andere Fähigkeit auch durch Übung verbessern lässt. Je häufiger Sie sich also reinknien, desto besser werden Sie darin. Machen Sie Beharrlichkeit und Beständigkeit zur Gewohnheit, um langfristig beim Training oder auch im Beruf erfolgreich zu sein.

3.1.3 Regel 3: Progression und Variation

Unser Körper darf nie gelangweilt werden. Wenn wir immer wieder die gleichen Workouts mit den gleichen Gewichten und den gleichen Wiederholungszahlen absolvieren, können wir uns nicht weiterentwickeln. Wenn wir tun, was wir immer schon getan haben, bleiben wir so, wie wir jetzt schon sind. Entwicklung erfordert neue Reize! Ich habe schon viele verschiedene Erklärungen dafür gesehen, worum es beim Krafttraining wirklich geht, was wirklich zum Erfolg führt. Nach all der Zeit kann ich Ihnen sagen: Es geht schlicht und einfach darum, in der nächsten Trainingseinheit mehr zu leisten als in der Einheit davor – das ist der simple Kern des Ganzen! Erhöhen Sie das Gewicht, machen Sie mehr Wiederholungen, verkürzen Sie die Pausen. Das ist Progression. Dabei ist es kein Problem mal eine Einheit lockerer anzugehen, wenn man sich schwach fühlt. Man sollte stets dynamisch reagieren, denn das Leben verläuft nicht linear. Wichtig aber ist, dass es im Großen und Ganzen voran geht – nur dann können wir wachsen. Progression bildet die Grundlage eines jeden funktionierenden Kraftprogramms! Sie kann sich, wie weiter oben schon gesagt, auch in verkürzten Pausen und ähnlichen Variablen bemerkbar machen, doch ist aus meiner Sicht die Steigerung des Gewichts der wichtigste Progressionsschritt, weil er am eindeutigsten zu messen ist. Wer den Widerstand nicht vergrößern kann, wird auch in einem Jahr noch so aussehen wie gegenwärtig. Das lässt sich in den meisten Studios sehr gut beobachten – diejenigen, die Ihr Gewicht nicht steigern, verändern auch ihr Aussehen nicht. Je größer die Trainingsgewichte werden, desto schwieriger wird es auch, weiter Fortschritte zu erzielen. Umso wichtiger wird die Grundlage der Progression: Die Variation.

Um möglichst progressiv trainieren zu können, ist regelmäßige Variation der Reize ein wichtiger Punkt. Irgendwann passt sich der Körper an die aktuelle Belastung an und dann stagniert die Leistung. Es ist daher von großer Wichtigkeit die Trainingsmethoden, Wiederholungszahlen, Satzzahlen, Bewegungsgeschwindigkeiten, Pausenzeiten und Griff- sowie Fußpositionen häufiger ein wenig zu variieren. Die Pläne dieses Buches berücksichtigen das bereits.

Übrigens ist ein gängiger Fehler bei der Variation der häufige Übungsaustausch. Wer erfolgreich trainieren will, sollte *im Kern* seines Programmes immer die gleichen Übungen aber auf unterschiedliche Art und Weise durchführen. Den Grund dafür klären wir in Kapitel 14 „Die größten Fitnessmythen".

3.1.4 Regel 4: Kampfgeist

Das Bewältigen schwerer Widerstände ist nichts für Weicheier. Wer nicht bereit ist im Training alles zu geben, der wird nicht voranschreiten. Bevor Sie die Hantel berühren müssen Sie sich innerlich schon danach zerreißen sie zu besiegen. Sie haben die Oberhand und wenn Sie 5 Wiederholungen schaffen wollen, dann hat Ihnen das Gewicht nicht im Wege zu stehen. Wer aber mit einer Larifari-Einstellung im Sinne von „Immer mit der Ruhe, alles halb so wild – mal sehen was ich so schaffe" an die Sache herangeht, wird niemals über sich hinauswachsen und bestenfalls Fortschritte im Schneckentempo machen. Sie sind nicht im Studio, um sich zu erholen. Sie sind auch nicht dort, um sich das Leben leicht zu machen. Sie sind im Studio, um sich den Allerwertesten aufzureißen! Wer erfolgreich trainieren will muss lernen seine Komfortzone zu verlassen. Erst dann wird das Leben richtig interessant. In der Komfortzone geht alles nur seinen gewohnten Gang. Der innere Schweinehund mag keine Veränderungen. Deshalb findet innerhalb der Komfortzone auch keine Weiterentwicklung statt. Bequemlichkeit ist der Feind des Erfolgs – im Training wie auch im Leben. Erst wenn es unbequem wird, bieten sich die großen Chancen des Lebens. Die Menschen, die außergewöhnlichen Erfolg zu verzeichnen hatten, mussten zuvor erst zahlreiche unangenehme Hürden überwinden. Aber sie brennen für ihren Weg. Das innere Feuer, die Leidenschaft, ist der größte Antrieb, den ein Mensch haben kann. Entfachen Sie den Funken in Ihrem Inneren zu einer lodernden Flamme der Motivation und kämpfen Sie für Ihren Erfolg.

3.1.5 Regel 5: Treibstoff

Besitzen Sie ein Auto? Ja? Wann haben Sie das letzte Mal Jauche getankt? Vermutlich noch nie. Allerdings machen genau das die meisten Menschen mit ihrem Körper. Es ist traurig, aber die Konsumgegenstände, die wir unser Eigen nennen, sind uns oft wichtiger als wir selbst. Niemals würden wir sie derart schändlich behandeln wie unseren Körper. Wir müllen uns mit Fast-Food und ähnlichen Pseudo-Lebensmitteln voll, weil wir zu träge und verwöhnt sind naturbelassene Lebensmittel und selbst zubereitete Mahlzeiten zu verzehren. Was kommt dabei heraus? Krebs, Diabetes, Depressionen, Bluthochdruck, Fettleibigkeit und diverse andere Wohlstandsübel.

Wer effektiv trainieren und intensiv leben möchte, sollte sich den echten Nahrungsmitteln widmen und die ganzen Industrieprodukte als das behandeln, was sie wirklich sind: Abfall. Die Umstellung der Ernährung bereitet den meisten Menschen große Probleme. Ich möchte daher unbedingt noch einmal die Notwendigkeit einer sauberen Ernährung verdeutlichen – nicht nur für die körperliche Entwicklung, sondern generell für Lebensqualität und Gesundheit. Nahrungsmittel sind die Bausteine Ihrer Existenz. Halten Sie sich im Zweifelsfall hier lieber an die vitalstoffreiche Kost aus Mutter Naturs Vorratskammer statt an den billigen, von Menschhand geschaffenen Abklatsch, der die Supermärkte überschwemmt.

3.1.6 Regel 6: Das Wesentliche

Jeder noch so unerfahrene Sportler hat schon gewisse Vorstellungen vom Krafttraining und meistens stehen Bizepscurls und andere Isolationsübungen im Zentrum dieser Vorstellungen. Manch einer vertraut auch den Plänen, die er von den Trainern im Studio erhält. Tatsache aber ist: Geräte- und Isolationsübungen bringen Anfängern absolut nichts!

Der menschliche Körper funktioniert so einfach nicht. Nirgends in der Natur werden isolierte Bewegungen absolviert, Muskeln werden immer im Verbund belastet. Für uns sollten Verbundübungen das Mittel der Wahl sein, denn der Körper ist mehr als die Summe seiner Teile. Die klassischen Grundübungen lösen Synergieeffekte aus, die mit Isolationsbewegungen nicht erreicht werden können. Es geht dabei um die Koordination zwischen den Muskeln und um die hormonelle Reaktion. Kniebeugen trainieren beispielsweise hauptsächlich den Unterkörper, aber durch die Beanspruchung eines Großteils der Gesamtmuskelmasse mit schweren Gewichten schüttet der Körper viele Wachstumshormone aus, die letztlich auch das Wachstum der Oberkörpermuskeln begünstigen.

Isolationsübungen hingegen führen bei unerfahrenen Athleten zu muskulären Dysbalancen und erhöhen dadurch das Verletzungsrisiko. Ein gleiches Bild ergibt sich bei Maschinenübungen, die zu einem großen Ungleichgewicht zwischen Haupt- und stabilisierenden Nebenmuskeln führen. Durch dieses Ungleichgewicht können Alltagsbewegungen nicht mehr sauber koordiniert werden. Sie sehen also, dass die vermeintlich sicheren Maschinen- und Isolationsübungen letztlich nur die Verletzungsgefahr erhöhen.

Ich bin mir darüber bewusst, dass sich jeder Kerl sich große Arme wünscht, aber die werden Sie beispielsweise mit Klimmzügen und Dips viel eher bekommen als mit Curls und Kickbacks! Warum Profis dann so viele Isolationsübungen ausführen? Ganz einfach: Professionelle Bodybuilder haben bereits enorm viel Muskelmasse (und sicher nicht mit Isolationsübungen erarbeitet) – bei Ihnen geht es um Details, die Sie mit isolierten Bewegungen herausarbeiten wollen. Sie müssen auf einzelne Muskeln zudem eine sehr große Spannung legen, um überhaupt noch Fortschritte erzielen zu können. Für normale Menschen und für die meisten Natural-Athleten ist das aber ungeeignet. Die Verbundübungen sorgen für eine ausgewogene, symmetrische Entwicklung des Körpers. Isolationsübungen können dann allenfalls einen kleinen Zusatz darstellen, um mögliche Schwachpunkte auszumerzen. Das wird aber wenn überhaupt erst dann nötig, wenn die Trainingsgewichte bei den Grundübungen allmählich in den dreistelligen Bereich kommen. Aber selbst dann ist es noch wichtig, dass niemals vergessen wird wo der Schwerpunkt liegen muss: Bei den Grundübungen.

3.2 Der richtige Augenblick

Diese 6 Regeln sind die unabdingliche Basis erfolgreichen Trainings und Lebens. Versuchen Sie nicht diese Regeln mit Abkürzungen zu umgehen – es funktioniert nicht. Es werden immer wieder diverse Gurus kommen und Ihnen die attraktivsten Versprechungen machen. Nur funktioniert das nie so, wie man es sich vorher denkt. Ignorieren Sie die Abkürzungen und beschreiten Sie den ehrlichen, harten Weg. Machen Sie sich die 6 Regeln immer wieder bewusst und wenden Sie sie an! Davon zu reden oder darüber nachzudenken bringt nichts, wenn Sie nicht auch handeln.

„Es ist nicht genug zu wissen, man muss es auch anwenden. Es ist nicht genug zu wollen, man muss es auch tun.“ Goethe

Dabei ist die beste Zeit zum Handeln immer die Gegenwart, denn nur sie ist real. Es macht keinen Sinn auf den perfekten Augenblick zu warten, denn der wird niemals kommen. Vielleicht denken Sie morgen, nächste

Woche, nach den Prüfungen oder im neuen Jahr ist die Zeit für Veränderungen besser, denn dann haben Sie weniger Stress und mehr Zeit. Aber ich verspreche Ihnen: Es wird immer einen Grund geben die Dinge zu verschieben.

Ich weiß wovon ich rede, denn schon seit meiner Schulzeit habe ich unangenehme Dinge vor mir hergeschoben. Ich habe Widerstände gemieden und nach angenehmen, spaßigen Aktivitäten gesucht. Das hat mein Leben zum Stillstand gebracht und so einige Auswirkungen nach sich gezogen, die ich jetzt bereue. Es sind selten die vom Handeln verursachten Fehler, die wir langfristig wirklich bereuen, sondern meistens die nicht ergriffenen Chancen des Lebens. Nicht zu handeln hat auch Konsequenzen – nur selten gute. Eine passende Zeit sein Leben zu ändern wird es nie geben. Tiefgreifende Veränderungen erfordern immer ein hohes Maß an Überwindung. Wer auf die perfekte Zeit wartet, lebt stets so als würde er ewig leben und schiebt alles auf morgen. Zumindest so lange bis ihm die harte Realität ins Gesicht schlägt und tiefe Reue auslöst. Es wird Zeit die Kontrolle zu übernehmen und sein eigenes Schicksal zu lenken. Es bedarf keiner günstigen Umstände sondern nur eines von Leidenschaft erfüllten Willens. Den Willen zur Entwicklung. Den Willen zum Handeln. Den Willen zum Leben. Jetzt.

4 Grundlagen

4.1 Trainingsparameter

Bei den Trainingsprogrammen dieses Buches sind bereits sämtliche Trainingsparameter vorgegeben. Hier möchte ich Ihnen nur kurz erklären, was es damit auf sich hat.

Wiederholungen sind die Anzahl an Bewegungsdurchläufen, die Sie absolvieren. 10 Liegestütze hintereinander entsprechen 10 Wiederholungen. Ein Satz ist ein Verbund von Wiederholungen, d.h. wenn Sie 3 mal 10 Liegestütze absolvieren sollen, dann sind das 3 Sätze à 10 Wiederholungen. Zwischen gewöhnlichen Sätzen legt man eine Pause zur Regeneration ein. Nehmen wir an Ihre Einheit sieht 3 Sätze Bankdrücken zu 15-25 Wiederholungen und 90 Sekunden Pause vor. In diesem Fall nehmen Sie ein Gewicht mit dem Sie zwischen 15 und 25 Wiederholungen schaffen, führen so viele wie möglich aus und pausieren dann 90 Sekunden. Danach wiederholen Sie das Ganze für 2 weitere Sätze.

Während später der Trainingserfolg davon bestimmt wird, dass der Körper durch die Trainingsanstrengung „bedroht" wird, ist die Anfangszeit eher durch Besonnenheit gekennzeichnet. Strengen Sie sich ruhig an, aber übertreiben Sie es nicht. Beenden Sie speziell in den ersten 4 Wochen einen Satz noch bevor Sie nicht mehr können, d.h. wenn Sie 25 Wiederholungen schaffen würden, dann beenden Sie den Satz schon bei 23 oder 24 Wiederholungen. Es geht in der Anfangszeit primär um das Erlernen wichtiger Bewegungen und weniger um gezieltes Training der Muskulatur. Erst im späteren Verlauf der Einsteigerpläne können Sie Ihre Anstrengungen intensivieren und bis zum Koordinationsversagen trainieren. Das Koordinationsversagen setzt dann ein, wenn keine weitere, vollständige Wiederholung mehr mit sauberer Technik durchführbar ist. Es setzt also vor dem sogenannten Muskelversagen ein. Beim Muskelversagen stellt der Muskel seinen Dienst komplett ein, doch bevor er das tut, verschlechtert sich normalerweise die Technik durch Zittern und Kontrollverlust über die Bewegung. Sobald sich die Technik beginnt zu verschlechtern setzt also das Koordinationsversagen ein und erst wenn der Muskel seinen Dienst komplett einstellt, kommt es zum Muskelversagen. Beim Muskelversagen wird der Muskel quasi zugeschnürt und von der Nährstoffversorgung abgekapselt. Es können dann kaum noch Nährstoffe zum Muskel gelangen und Abfallstoffe können nicht mehr ordentlich abtransportiert werden. Dadurch entstehen Entzündungen und das Zentralnervensystem wird deutlich stärker belastet, sodass sich die Regenerationszeit merklich in die Länge zieht. Muskelversagen ist nur für weit fortgeschrittene Sportler eine gute Technik, um weiteres Muskelwachstum zu stimulieren. Alle anderen Athleten sollten vorrangig bis zum Koordinationsversagen trainieren, um mehr Trainingseinheiten durchführen zu können – was mit mehr Wachstumsreizen und einer verbesserten Kraft/Koordination einhergeht – und um Verletzungen aus dem Weg zu gehen. Die Verletzungsgefahr steigt nämlich ab genau dem Punkt dramatisch an, ab dem die Technik zusammenbricht. Um es kurz zu machen: Bei sämtlichen Trainingsprogrammen dieses Buches wird maximal zum Koordinationsversagen trainiert mit der Ausnahme des German Volume Trainings in Kapitel 7. Beim German Volume Training wird bei mehreren Sätzen bis zum Muskelversagen trainiert, aber dazu kommen wir später noch. Sehen wir uns zunächst einmal genauer an, wie eine gute Wiederholung im Detail aussieht.

4.2 Die perfekte Wiederholung

Gerade im Studio sieht man zahlreiche „Ego-Pumper“, die unbedingt große Gewichte bewältigen wollen und deshalb bei der Technik schlampen. Wenn Sie nachhaltige Erfolge erzielen möchten, rate ich Ihnen absolut davon ab! Bleiben Sie immer bei einer sauberen Technik, um das Verletzungsrisiko zu minimieren und die Erfolge zu maximieren.

Bewegungsphasen

Eine Wiederholung setzt sich aus zwei verschiedenen Phasen zusammen. Die negative sprich exzentrische Phase, also das Herabsenken des Gewichts, wird so schnell wie möglich ausgeführt ohne dabei die Kontrolle zu verlieren. Das liegt darin begründet, dass die exzentrische Phase durch Reibung der Muskelfasern unnötig zerstörerisch wirkt, ohne dabei für ausgleichend große Wachstumsreize zu sorgen.

Die positive sprich konzentrische Phase, also das Heben des Gewichts, wird so explosiv wie möglich ausgeführt. Das garantiert größere Zuwächse an Kraft und Muskeln, denn auf diese Weise werden größere Muskelfasern angesprochen. Gewichtheber trainieren immer mit einer explosiven konzentrischen Phase. Eine langsame konzentrische Phase findet eher im Bodybuilding statt, um die Muskeln möglichst lange unter Spannung zu halten. Der Unterschied besteht darin, dass Gewichtheber Bewegungen und Bodybuilder Muskeln trainieren. Eine explosive Bewegung ist meiner Meinung nach nicht nur deshalb vorzuziehen, weil mehr und vor allem größere Muskelfasern einbezogen werden, sondern weil dadurch auch dynamische Kraft aufgebaut wird. Wer immer nur langsame Wiederholungen durchführt, rostet quasi ein. Irgendwann werden die Gelenke nicht mehr richtig geschmiert, die Bänder überreizen und der ganze Bewegungsablauf im Training wie auch im Alltag verliert an Geschmeidigkeit. Daher würde ich ein dynamisches Training mit einer explosiven konzentrischen Phase stets vorziehen. Aber auch bei explosiven Wiederholungen sollte man stets die Kontrolle behalten. Bewegen Sie das Gewicht so schnell und explosiv wie möglich, ohne dabei auch nur einen winzigen Augenblick lang die Kontrolle zu verlieren bzw. die Technik zu vernachlässigen.

Am untersten Punkt jeder normalen Übung wird einen ganz kurzen Augenblick lang pausiert, um den Schwung rauszunehmen (Ausnahmen wären beispielsweise dynamische Übungen wie Kettlebell-Swings, wo es auf den Schwung ankommt). Durch die kurze Pause wird eine Wiederholung wesentlich anstrengender und effektiver, weil der Dehnungsreflex umgangen und dadurch mehr Belastung auf die bewusste Muskelkontraktion gelegt wird. Probieren Sie es ruhig mal aus: Absolvieren Sie 10 oder 20 Liegestütze schnell hintereinander weg ohne Pause am untersten Punkt und machen Sie dann nach einer ausreichenden Regenerationszeit das Ganze noch einmal, nur dass Sie nun Ihren Körper kontrolliert senken und am untersten Punkt ganz kurz pausieren. Sie werden den Unterschied spüren.

Also zusammengefasst wird das Gewicht so schnell wie möglich unter voller Kontrolle gesenkt und nach einer ganz minimalen Pause explosiv und so schnell wie ohne Kontrollverlust möglich wieder gehoben. Beachten Sie, dass die Geschwindigkeit bei der konzentrischen Phase relativ ist. Die Geschwindigkeit selbst muss also nicht hoch sein, es geht nur darum, das Gewicht so schnell und explosiv *wie möglich* zu bewegen. Bei einem schweren Gewicht wird das dennoch langsam sein. Beim Übergang von der konzentrischen zur exzentrischen Phase kann die Pause übrigens entfallen. Manche Athleten legen auch zu diesem Zeitpunkt eine kurze Pause ein, um sämtliche Muskeln so hart wie möglich anzuspannen. Diese Technik nennt sich Spitzenkontraktion. Sie kann eine gute Abwechslung zu gewöhnlichen Wiederholungen darstellen, allerdings sollte man im Normalfall lieber darauf verzichten, weil es unnötig Kraft kostet und weniger Wiederholungen ermöglicht.

Bewegungsumfang

Bei einer perfekten Wiederholung ist es weiterhin wichtig, die Übungen stets über den vollen Bewegungsumfang durchzuführen. Gehen Sie tief in die Kniebeuge, senken Sie die Hantel beim Kreuzheben bis zum Boden und so weiter. Ich sehe häufig verkürzte ROMs (Range of Motions - Bewegungsumfänge), die zweifellos dazu dienen sollen schwerere Gewichte zu bewältigen. Das ist nichts anderes als unsinnige Schummelei. Auf diese Weise verkürzen sich die Muskeln. Außerdem werden so wichtige Hilfsmuskeln und Gelenke vernachlässigt und die Zielmuskulatur weniger gleichmäßig ausgereizt. Langfristig gesehen erhöht sich dadurch die Verletzungsgefahr enorm. Sofern Sie kein sehr erfahrener Bodybuilder sind, der gelegentlich Teilwiederholungen nutzt, um einen bewussten Fokus auf einzelne Muskeln zu legen, sollten Sie stets über den größtmöglichen Bewegungsumfang trainieren!

Atmung

Der letzte Aspekt einer perfekten Wiederholung ist die Atmung. Es wird generell bei der konzentrischen Phase ausgeatmet und bei der exzentrischen Phase eingeatmet. Wenn Sie also das Gewicht beim Bankdrücken nach oben drücken, dann atmen Sie gleichmäßig aus und beim Herabsenken atmen Sie gleichmäßig ein. Einzig beim Klimmzug können Sie eine umgekehrte Atmung ausprobieren, also beim Hochziehen einatmen und beim Senken ausatmen. Durch die umgekehrte Atmung kann beim Klimmzug die Kontraktion der Rückenmuskeln verstärkt werden. Das ist aber mitunter eine Gewöhnungssache und auch von Fall zu Fall verschieden. Nutzen Sie im Zweifelsfall das Atemmuster, das Ihnen natürlicher erscheint und bei dem Sie sich leistungsstärker fühlen.

4.3 Warmup

Das Warmup genießt kein sehr hohes Ansehen. Für viele Athleten ist es wie eine lästige Fliege – es nervt. Auch mir persönlich macht das Aufwärmen nicht besonders viel Spaß, dennoch ist es immens wichtig. Körper und Geist müssen auf die bevorstehende Belastung vorbereitet werden, um Höchstleistung erbringen zu können – von 0 auf 100 funktioniert für den menschlichen Körper nicht besonders gut. Gelenke, Sehnen, Bänder und Muskeln müssen erwärmt werden, bevor sie harte Arbeit verrichten können. Zudem muss der Geist die Sorgen des Alltags vergessen und den Fokus gewinnen, denn nur mit tiefer Konzentration vermag man sein Potenzial auszuschöpfen.

Wer sein Workout mit Beinstrecken an der Maschine beginnt, mag mit der weit verbreiteten Erwärmung auf dem Ergometer gut bedient sein, doch wer ernsthaft trainiert und mit Übungen wie Kniebeugen, Kreuzheben oder Drücken beginnt, muss sich erst auf das Kommende einstellen. Der richtige Bewegungsablauf sollte eingeschliffen und die Muskeln, Gelenke etc. exakt auf die Bewegung vorbereitet werden. Ich empfehle die Erwärmung in zwei Teile zu gliedern: Pulsbeschleunigung und Aufwärmsätze.

4.3.1 Pulsbeschleunigung

Darunter versteht sich die Erhöhung der Körpertemperatur. Man schaltet den Körper in den Aktivitätsmodus indem man ihn leicht ins Schwitzen bringt und aktiviert Muskeln, Sehnen, Gelenke, Bänder und so weiter. Das folgende kleine Aufwärmprogramm bringt den Körper leicht ins Schwitzen und aktiviert die wichtigsten Gelenke wie Schulter, Hüfte und Knie ohne dabei unnötig zu erschöpfen. Führen Sie die folgende Übungsreihe hintereinander weg durch:

1.) 10 Sekunden lang mit beiden Beinen von links nach rechts und wieder zurück springen
2.) 5 Kniebeugen (Körpergewicht)
3.) 10 Sekunden lang mit beiden Beinen von vorne nach hinten und zurück springen
4.) 5 Liegestütze
5.) 10 Sekunden lang mit beiden Beinen diagonal von vorne links nach hinten rechts und zurück springen
6.) 10 Sekunden lang vorwärts Armkreisen (von kleineren Kreisen zu größeren übergehen)
7.) 10 Sekunden lang mit beiden Beinen diagonal von vorne rechts nach hinten links und zurück springen
8.) 10 Sekunden lang rückwärts Armkreisen (von kleineren Kreisen zu größeren übergehen)

Sie können von diesem Zirkel 2-4 Durchgänge absolvieren – je nachdem, wann sie sich leicht erwärmt fühlen und ein wenig ins Schwitzen geraten. Danach wird es Zeit für den zweiten Teil des Warmups.

4.3.2 Aufwärmsätze

Diese Sätze dienen der spezifischen Vorbereitung auf die erste Übung des Workouts. Normalerweise beginnen Workouts mit der komplexesten Übung zuerst, da hierfür am meisten Konzentration und Kraft benötigt wird. Sprich beim Ganzkörperworkout sollte mit Kniebeugen oder

Kreuzheben, beim Brustworkout mit Dips oder Bankdrücken und beim Rückenworkout mit Klimmzügen oder Rudern gestartet werden. Aufwärmsätze werden mit der gleichen Übung absolviert, die zu Beginn des Workouts ansteht. Der Unterschied zu normalen Arbeitssätzen liegt darin, dass deutlich weniger Gewicht verwendet und dieses allmählich gesteigert wird.

Beispiel 1

Athlet A absolviert heute ein Ganzkörperworkout. Die erste Übung wird die normale Kniebeuge sein, bei der er mit 100kg 10 Wiederholungen schaffen möchte.

Nachdem Athlet A die Pulsbeschleunigung hinter sich gebracht und ganz kurz pausiert hat, beginnt er mit den Aufwärmsätzen. Er nimmt zunächst die leere Hantelstange (hier im Beispiel 20kg) und absolviert damit 5-10 Wiederholungen. Nach einer kurzen Pause führt er einen erneuten Aufwärmsatz mit der leeren Stange zu 5-10 Wiederholungen durch. Nun erhöht er das Gewicht auf insgesamt 40kg und führt 4-6 Wiederholungen durch. Nach einer erneuten kurzen Pause erhöht er das Gewicht auf 60 kg und führt 3-5 Wiederholungen damit durch. Abermals pausiert Athlet A und erhöht das Gewicht auf 80kg, womit er dann 2-4 Wiederholungen macht. Athlet A fühlt sich noch nicht ganz bereit für die 100kg, also erhöht er zunächst auf 90kg und macht damit noch 1-3 Wiederholungen.

Im Beispiel sind Wiederholungsbereiche angegeben. Wie hoch die Wiederholungszahl genau sein wird müssen Sie selbst spontan entscheiden. Es geht darum sich auf die Übung vorzubereiten ohne dabei großartig zu erschöpfen. Das Warmup sollte also nur so anstrengend wie unbedingt nötig sein – es soll nicht unnötig Energie rauben, die eigentlich in das Workout selbst investiert werden könnte. Mit der Zeit werden Sie ein Gefühl dafür entwickeln ob Sie für die Übung bereit sind.

Wenn Sie Kniebeugen nur mit Ihren Körpergewicht oder weniger als 20kg Zusatzgewicht durchführen, brauchen Sie keine Aufwärmsätze.

Sollte Ihr Trainingsgewicht etwas höher aber dennoch relativ niedrig sein (beispielsweise 50kg), können Sie auch mit Körpergewichtskniebeugen im Warmup beginnen. Der Grund dafür ist naheliegend. Für einen Athleten, der 100kg mehrfach beugen kann, stellen 20kg kein Problem dar, sodass sie sich gut für den Start der Aufwärmsätze eignen. Wer aber nur 50kg beugt, wird bei 20kg schon deutlich stärker gefordert, sodass die ersten Aufwärmsätze mit einem niedrigeren Gewicht, z.B. dem besagten Körpergewicht, erfolgen sollten.

Es kann übrigens in einem Ganzkörperworkout sinnvoll sein auch vor den nachfolgenden Übungen noch ein paar Aufwärmsätze zu absolvieren. Da Sie nun aber schon warm sind, reichen hier 1-2 Sätze mit verringertem Gewicht aus. Auch hier sollten Sie sich im Zweifelsfall nach Ihrem Gefühl richten. Fühlen Sie in den Körper hinein.

Nehmen wir als Beispiel ein Ganzkörperworkout bestehend aus Kreuzheben, Bankdrücken und vorgebeugtem Langhantelrudern. Nachdem Sie sich bereits erwärmt und Kreuzheben durchgeführt haben, sollten Sie noch 1-2 oder bei Bedarf auch mehr Aufwärmsätze Bankdrücken machen. Dabei erhöhen Sie ebenfalls progressiv das Gewicht. Wie viele Sätze nötig sind hängt davon ab, ob die Technik sitzt und sich die Muskeln bereit anfühlen. Kurz: Mit ein bisschen Erfahrung werden Sie merken, ob Sie soweit sind. Vor dem Rudern würden im Beispiel keine weiteren Aufwärmsätze benötigt werden, da Kreuzheben aufgrund der Einbeziehung sämtlicher Rückenmuskeln bereits eine gute Vorbereitung dafür darstellt.

4.3.3 Weitere Aufwärmmöglichkeiten

Grundsätzlich gibt es sehr viele verschiedene Möglichkeiten sich effektiv aufzuwärmen. Aufwärmsätze sollten dabei immer vorkommen, die Pulsbeschleunigung aber ist sehr variabel. Statt den von mir angegebenen Sprüngen könnten Sie auch Seilspringen machen oder auf dem Fahrradergometer fahren. Genauso gut sind Hampelmänner, leichte Kettlebell-Swings, Hockstrecksprünge und viele andere Übungen geeignet. Man wählt einfach eine Cardioaktivität, welche die Körpertemperatur erhöht, und kombiniert Sie mit einigen leichten Körpergewichtsübungen, welche den Bewegungsapparat vorbereiten.

Statisches Dehnen ist übrigens vor dem Workout (und nebenbei gesagt auch direkt danach) keine gute Idee. Es hat sich immer wieder gezeigt, dass dadurch Kraft verloren geht. Dehnübungen können und sollen Sie zu anderen Tageszeiten durchführen, aber nicht um die Workouts herum. Eine Ausnahme dafür bildet das Training am frühen Morgen mit Übungen, die eine gewisse Beweglichkeit erfordern. In diesem Fall ist leichtes Stretching in Ordnung, um die Übung sauber durchführen zu können.

4.4 Cool-Down

Wie beim Warmup bereits erwähnt ist Dehnen nach dem Training keine gute Idee, auch wenn oft Gegenteiliges behauptet wird. Das Dehnen kann die beim Workout entstandenen Muskelschäden vergrößern und damit die Regenerationszeit verlängern. Nach dem Training empfiehlt sich eine ganz lockere Runde auf einem Ergometer oder ein kleiner Spaziergang. Dieser dient dem sanften Übergang zum Ruhemodus und dem Abbau von Stoffwechselendprodukten. 10 Minuten sind hier bereits ausreichend. Darüber hinaus hat sich gezeigt, dass ein Saunagang die Regeneration beschleunigen kann. Auch eine eiskalte Dusche ist hilfreich, um die Durchblutung zu fördern und damit den Nährstofftransport zu den Muskeln anzuregen.

4.5 Cardio

Die Einstiegszeit ins Krafttraining dient hauptsächlich der Anpassung des Körpers und dem Kraftaufbau. In dieser Zeit bietet es sich darüber hinaus allerdings auch an überschüssige Pfunde langsam loszuwerden, eine gewisse Grundlagenausdauer aufzubauen und das Herz zu trainieren – und dafür stellt Cardio eine hervorragende Ergänzung dar. In einer reinen Muskelaufbauphase empfehle ich Ihnen Cardio weitestgehend zu meiden, weil dadurch die Regeneration verlängert und der ohnehin schon große Nährstoff- und Energiebedarf unnötig vergrößert wird. In der Anfangszeit oder aber in Fettabbauphasen ist Cardio allerdings wie bereits gesagt durchaus empfehlenswert.

Grundsätzlich ist so ziemlich jede Bewegung besser als keine Bewegung, trotzdem kann man auch beim Cardio speziell was die Effizienz angeht einiges falsch machen. Die gängige Methode des Dauerlaufens ist ineffizient und sollte durch eine modernere Variante ersetzt werden: HIIT.

4.5.1 HIIT vs. LISS

Unter HIIT versteht sich hochintensives Intervalltraining. Dieses stellt eine deutliche Verbesserung zum gewöhnlichen Cardio dar. Denn hat man bis vor kurzem noch gedacht, eine möglichst gleichmäßige, lange Belastung wäre ideal für den Abbau von Fett und Aufbau von Ausdauer, so hat sich mittlerweile gezeigt, dass kurze, intensive Belastungen für beide Punkte deutlich besser sind.

Mit der Dauermethode (alias LISS – Low Intensity Steady State) optimiert man vornehmlich die Bewegung anstatt effektiv Ausdauer aufzubauen. Diese Optimierung geschieht zum Beispiel durch den Abbau von den großen, starken, schnellzuckenden (FT-)Muskelfasern, wodurch sich der Energieverbrauch der Bewegung ebenso wie der Grundumsatz (in Ruhe verbrauchte Energie) verringert. Zudem sinkt der Testosteronspiegel durch den infolge einer langanhaltenden Belastung ansteigenden Cortisolspiegel. Weiterhin ruft diese Trainingsmethode größeren Hunger hervor. Unterm Strich ist das klassische Cardio also suboptimal. All diese Fehler behebt das HIIT (High Intensity Interval Training), spart dabei noch enorm viel Zeit und ermöglicht deutlich mehr Abwechslung. Also vergessen Sie langatmige Stepper-Sessions und fangen Sie so schnell wie möglich mit dem Intervalltraining an.

Das vermutlich berühmteste Intervall ist das von Tabata, einem japanischen Forscher, der als einer der Vorreiter auf diesem Gebiet gilt. Das Tabata-Intervall beinhaltet 20 Sekunden volle Anstrengung gefolgt von

10 Sekunden Pause für insgesamt 8 aufeinander folgende Durchgänge, sodass sich eine Gesamtzeit von gerade mal 4 Minuten ergibt. Einfach, zeitsparend und verdammt effektiv.

Andere Möglichkeiten wären 30 Sekunden lang hohe Intensität gefolgt von 60 Sekunden niedrige Intensität für insgesamt 10 Minuten oder 20 Sekunden lang hohe Intensität gefolgt von 30 Sekunden niedrige Intensität für insgesamt 8 Minuten. HIIT bietet sehr viel Platz für Variation und das Beste ist Sie können es auf jede beliebige Aktivität anwenden: Rennen, Schwimmen, Kettlebell-Swings, Kniebeuge, Sandsackschläge, Reifenumdrehen und so weiter. Die Gesamtzeit einer Einheit sollte 20 Minuten nicht überschreiten, denn ansonsten hätten Sie nicht intensiv genug trainiert.

Trotz vorheriger Kritik hat LISS aber durchaus eine Daseinsberechtigung. Da das Ziel eines Einsteigerplanes ein sanfter, nachhaltiger Einstieg sein sollte, empfehle ich Ihnen anfangs die Intensität noch etwas niedriger zu halten, um zunächst langsam Grundausdauer aufbauen. Wer noch komplett untrainiert ist und selbst mit niedriger Intensität nicht länger als 20 Minuten joggen kann, sollte in den ersten 4-8 Wochen zunächst noch ganz normale Ausdauerläufe im bekannten LISS-Stil absolvieren. Erhöhen Sie dabei nach und nach ein wenig die Distanz, die Dauer oder das Tempo. Sobald Sie 20 Minuten in einem guten Tempo rennen können, ist die Zeit gekommen ins HIIT einzusteigen.

Für einen Einsteiger mit schlechter Ausdauer bietet sich also zunächst LISS an, welches mit zunehmender Ausdauer dann nach und nach durch HIIT ersetzt werden sollte. Fortgeschrittene Athleten können dann gänzlich auf LISS-Einheiten verzichten oder sie allenfalls gelegentlich zur Regeneration einbauen. Die niedrige Intensität schont nämlich das Zentralnervensystem. Wer sich also schlapp und ausgelaugt fühlt, sollte lieber eine lockere Runde joggen anstatt sich mit hochintensiven Intervallen zu quälen – das nennt sich aktive Regeneration. Zusammengefasst bietet sich LISS zum Aufbau von Grundlagenausdauer und zur aktiven Regeneration an, sollte aber für fortgeschrittene Athleten nur eine Nebenrolle im Cardio-Training spielen. Die Hauptrolle gehört dem HIIT.

4.6 Equipment

Wer mit dem Training beginnt steht vor einer Grundsatzentscheidung: Studio oder Home Gym. Das Studio bietet natürlich einige Vorteile wie beispielsweise viele Gewichte, Hanteln, erfahrene Sportler als Orientierung, Klimaanlage und so weiter. Dennoch kann ein schlechtes Studio auch den Spaß am Training nehmen. Inkompetente Trainer, viel zu wenige Kniebeugenständer und ständige Überfüllung sind nur einige Aspekte. Überlegen Sie daher gut bevor Sie sich an ein Studio binden. Worauf Sie bei der Wahl des richtigen Studios achten sollten, klären wir im nächsten Kapitel. Hier geht es zunächst um das Home Gym. Wenn Sie sich für die Einrichtung eines eigenen Home Gyms entscheiden, gibt es einiges zu beachten, um Ihr Geld nicht zum Fenster zu werfen. Ich möchte daher in diesem Kapitel einige Hinweise geben, da ich selbst schon gute wie auch schlechte Erfahrungen mit der Einrichtung eines Home Gyms gemacht habe. Dies ist kein Werbebuch, daher möchte ich mich hier auf allgemeine Ratschläge beschränken und keine speziellen Marken/Produkte empfehlen. Direkte Kaufempfehlungen finden Sie auf meinem Blog *simply-progress.de*. Eines möchte ich vorweg nehmen: Wann immer ich beim Kauf eines Tools ein richtiges Schnäppchen tätigen wollte musste ich letztlich doppelt kaufen. Das soll nicht heißen, dass teure Produkte grundsätzlich besser sind. Nein, vielmehr möchte ich darauf hinaus, dass Sie sich die Produktbeschreibung lieber mehrmals durchlesen sollten. Bei sehr günstigen Produkten gibt es oft einen Haken. So sind zum Beispiel billige Kettlebells häufig nicht gusseisern und daher beinahe doppelt so groß wie eine normale Kettlebell – und folglich unpraktisch.

Bevor es an die Geräte geht möchte ich noch eine kleine Grundsatzrede zum Training mit Equipment halten. In diesem Buch geht es um umfassendes Krafttraining und dazu zählen Gewichtsübungen wie Kniebeugen, Kreuzheben und Drücken. Ich möchte damit aber keinesfalls zum Ausdruck bringen, dass man nicht auch ohne Equipment erfolgreich trainieren könnte. Es gibt eine Vielzahl von Körpergewichtsübungen, mit denen man ganz ohne Geräte fit, schlank und stark werden kann. Für schnelle Erfolge in Sachen Muskel- und Kraftaufbau sowie Fettabbau ist meiner Erfahrung nach aber das Training mit Gewichten ebenfalls eine wichtige Komponente. Bei Körpergewichtsübungen ist es nämlich schwieriger progressiv zu trainieren. Es gibt zwar zu allen Übungen schwierigere Varianten doch die Schwierigkeit besteht meistens in der Koordination. Wenn Sie also beispielsweise Handstanddrücken erlernen, trainieren Sie in erster Linie Koordination, Balance und Stabilität – alles sehr wichtige Fitnessaspekte und ich möchte das hier auch nicht kleinreden. Aber beim Gegenstück, dem klassischen Drücken, ändert sich an der Übungsausführung nichts und nur der Widerstand steigt. Dadurch bietet sich dem Körper zur progressiven Kraftentwicklung weniger Potenzial bei der Koordination, sodass er quasi dazu gezwungen wird Muskeln aufzubauen, um stärker zu werden.

Der beste Weg für umfassende Fitness und physische Transformation führt daher über die Kombination von Körpergewichtsübungen und Hantelübungen. Das Erlernen der zahlreichen Körpergewichtsübungen wie einbeinige Kniebeuge, Handstand, Muscle-Ups, Frontlever und Co. erfordert einiges an Wissen und Übung. Das würde den Rahmen dieses Buches sprengen. Sollten Sie daran Interesse haben, empfehle ich Ihnen spezielle Bücher zum Thema Körpergewichtstraining wie das Einsteigerbuch *„Fit ohne Geräte"* von Mark Lauren oder *„Overcoming Gravity"* von Steven Low, eine Art Bibel des Körpergewichtstrainings - auch wenn es zum jetzigen Zeitpunkt leider nur in englischer Sprache erhältlich ist. Bei den Trainingsprogrammen dieses Buches beschränken wir das Körpergewichtstraining auf klassische Übungen wie Klimmzüge und Dips. Nun aber zurück zum Thema: Equipment.

4.6.1 Langhantel und Gewichte

Der so ziemlich wichtigste Ausrüstungsgegenstand ist die Langhantel mit Gewichten. Damit kann man bereits den gesamten Körper relativ effektiv trainieren. Grundsätzlich müssen Sie sich hierbei entscheiden ob Sie sich eine normale oder eine olympische Hantel zulegen möchten.

Die normale Hantel nimmt Gewichtsscheiben vom (Loch-)Durchmesser 30/31mm auf und ist zusammen mit den Gewichten wesentlich günstiger. Achten Sie beim Kauf der Gewichtsscheiben darauf, dass Sie in gusseiserne investieren. Die Hantel besitzt nicht unendlich viel Kapazität und sollte daher mit möglichst kompakten Gewichten bestückt werden, um auch in größere Widerstandssphären vordringen zu können. Die olympische Version trägt Scheiben vom (Loch-)Durchmesser 50/51 mm, ist stabiler (verträgt mehr Gewicht) und besitzt drehkugelgelagerte Gewichtsaufnahmen, was besonders für dynamische Übungen wie Reißen von hohem Wert ist. Diese Hantel ist mit den Gewichten dafür um einiges teurer. Wer sein Leben lang trainieren möchte und das nötige Kleingeld besitzt, sollte möglichst von Anfang an in die olympische Version investieren. Sollte dafür allerdings nicht das nötige Kleingeld vorhanden sein, reicht auch eine normale Langhantel, um effektiv trainieren zu können.

4.6.2 Klimmzüge und Dips

Diese beiden Könige der Oberkörperübungen sollten definitiv in keinem Trainingsprogramm fehlen. Deshalb sollte auch jeder Athlet die Möglichkeit besitzen Klimmzüge und Dips sauber durchführen zu können. Wer stabile Wände hat, kann sich entsprechende Holme in die Wand schrauben. Hierfür reichen auch relativ billige Ausführungen von jeweils 15-20 Euro. Bei der Klimmzugstange rate ich allerdings dazu lieber etwas mehr auszugeben und in eine *gerade* und möglichst breite Stange zu investieren. Viele Stangen knicken an den Enden ab und besitzen zudem noch Parallelgriffe – beides ist suboptimal. Der abgeknickte Griff ist ziemlich störend und unnatürlich. Der neutrale Griff ist theoretisch sinnvoll, praktisch aber eine Behinderung beim Ausführen normaler Klimmzüge – vor allem wenn es um die Variation der Griffweite geht.

Wer keine stabilen Wände besitzt, kann sich einen Klimmzug-/Dipständer kaufen. Diese sind in der Regel allerdings teurer und beanspruchen wesentlich mehr Platz.

4.6.3 Hantelablage und Bank

Anfänger kaufen sich oft eine fertige Bank, die Ablagen schon integriert hat. Davon rate ich ab, denn diese eignet sich zwar gut für Bankdrücken, nicht aber für Kniebeugen. Kniebeugen dürfen ebenso wie Klimmzüge und Dips nicht fehlen. Um sie sauber und mit schweren Gewichten ausführen zu können, wird eine entsprechende Ablage benötigt. Daher ist es ratsam Bank und Hantelablage getrennt zu kaufen. Folgerichtig könnten sowohl Bankdrücken als auch Kniebeugen absolviert werden. Ich empfehle einen kompletten Powercage für die Hantelablage. Dieser besitzt Sicherungsstangen, die im Notfall die Hantel auffangen und dafür sorgen, dass der Athlet nicht unter der Last begraben wird. Wer alleine zu Hause trainiert ist damit absolut auf der sicheren Seite. Zudem bieten diese Cages in der Regel auch Klimmzugstangen und manch einer sogar Kabelzüge. Eine Bank kann dann extra gekauft werden, um auch Bankdrücken durchführen zu können. Hierfür bieten sich höhenverstellbare Bänke an, damit von Zeit zu Zeit auch Schrägbankdrücken einbezogen werden kann. Wer das Geld oder den Platz für einen Powercage nicht aufbringen kann oder möchte, für den gibt es auch günstigere Varianten. Zwei einzelne Hantelständer - zur Not tun es hier auch stabile, höhenverstellbare Gerüstböcke - sind im Vergleich zum Powercage relativ günstig und ermöglichen ebenfalls Kniebeugen und Bankdrücken, auch wenn hier die Sicherung nicht vorhanden ist.

4.6.4 Kurzhanteln, Ringe und Bänder

Wenn Sie eine Langhantel sowie die Möglichkeit für Klimmzüge, Dips, Bankdrücken und Kniebeugen haben, dann besitzen Sie bereits ein hervorragendes Home Gym. Es gibt allerdings noch einige weitere Ausrüstungsgegenstände, die mehr Trainingsvielfalt erlauben.

Die Kurzhanteln sind allseits bekannt, daher lohnt es sich hier nicht viele Worte zu verlieren. Mit Kurzhanteln können gängige Langhantelübungen variiert werden und zudem kann man auch unilateral, sprich einseitig, trainieren. Das ermöglicht eine größere Konzentration auf den Zielmuskel, wie beispielsweise beim einarmigen Bizepscurl. Für den Anfang sind Kurzhanteln überflüssig, später kann man sie aber gut als Ergänzung ins Trainingsrepertoire aufnehmen. Wenn Sie sich Kurzhanteln zulegen wollen, achten Sie darauf, dass sie die gleiche Gewichtsaufnahme wie Ihre Langhantel haben. Zudem sollten die Kurzhanteln nicht zu lang sein, da sonst bei bestimmten Bewegungen, wie beispielsweise Kurzhantelbankdrücken, Einschränkungen des Bewegungsumfanges hingenommen werden müssen.

Ringe sind ein außergewöhnliches Trainingsmittel. Mit ihnen lässt sich der Oberkörper sehr effektiv trainieren und sie sind zudem noch leicht transportabel. Allerdings erfordern die meisten Übungen an Ringen ein gewisses Kraftniveau, weshalb Anfänger sie noch nicht benötigen. Später aber empfehle ich Ihnen unbedingt in Ringe zu investieren, was vor allem bei hochfrequenten Klimmzügen (siehe HFT-Kapitel) wichtig wird. Achten Sie bei den Ringen auf einen hochwertigen und schnellen Verschluss an den Seilen – nichts nervt mehr als ein billiger, stockender, unstabiler Verschluss, der Ewigkeiten zum Einstellen benötigt und damit den Trainingsfokus zerstreut.

Bänder sind neben Ringe ein hervorragendes Reisetool und zudem eine nette Abwechslung im Trainingsalltag. Ganz besonders wichtig sind sie für das Erlernen von Klimmzügen und Dips – mehr dazu später im Buch. Ich empfehle hier die Anschaffung richtiger Crossfit-Bänder. Diese sind stabiler und stärker als die gängigen Supermarktmodelle.

4.7 Das richtige Studio wählen

Sollten Sie sich für ein Fitnessstudio entschieden haben, gibt es einiges zu beachten. Unerfahrene Athleten wissen vor Trainingsbeginn oft nicht welche Anforderungen ein gutes Studio erfüllen sollte und treffen dann nicht selten eine Wahl, die sie später bereuen. Daher möchte ich meine Erfahrungen mit Ihnen teilen und die wichtigsten Punkte erläutern, die es zu beachten gilt.

4.7.1 Lage

Bei der Wahl des richtigen Studios geht es darum die Mitgliedschaft aktiv zu nutzen statt sinnlos Geld zu bezahlen. Ein großer Teil der Mitglieder eines Studios bezahlen monatlich, weil sie in einem Vertrag festhängen, gehen aber gar nicht trainieren. Das ist natürlich nicht das Ziel. Neben anderen Faktoren spielt hier besonders auch die Lage eine entscheidende Rolle. Das Studio sollte in der unmittelbaren Umgebung liegen. Bei Fahrtzeiten von über 30 Minuten wird es schon kritisch. Letztlich muss natürlich jeder selbst wissen wie viel Fahrtzeit er in Kauf nehmen will, aber es ist von großer Wichtigkeit zu beachten, dass ein Vertag meistens über 12 Monate läuft und sich die persönliche Einstellung im Laufe der Zeit ändern kann. Zu Anfang ist man meistens ohnehin sehr motiviert, sodass auch gerne mal längere Fahrtzeiten akzeptiert werden. Mit der Zeit geht womöglich aber auch einiges der Anfangseuphorie verloren. Auf einmal wird der lange Fahrweg zur zusätzlichen Belastung, die Kraft und Motivation raubt und mitunter dazu führt, dass das Training gänzlich eingestellt wird. Wählen Sie daher vorsorglich lieber ein Studio in Ihrer näheren Umgebung!

4.7.2 Besucherzahlen

Die Besucherzahlen sind ein entscheidendes Kriterium, weil sie ausschlaggeben dafür sind, wie störungsfrei man trainieren kann. Nichts nervt mehr als ständig warten zu müssen, weil die entscheidenden Plätze belegt sind. Daher ist es sehr wichtig ein Probetraining möglichst in der Zeit zu absolvieren, in der man im Alltag aller Voraussicht nach auch trainieren würde. Achten Sie darauf, dass grundlegende Geräte wie Kniebeugenständer, Klimmzug- und Dipstangen sowie Hantelbänke möglichst reibungslos zugänglich sind. Durch den zunehmend boomenden Fitnesstrend wird man natürlich zu kaum einer Zeit alleine im Studio sein und gelegentlich auch anstehen müssen – das ist normal. Sollte man aber bei allen grundlegenden Geräten immer wieder warten müssen oder andere Athleten warten sehen, wird es langfristig zu Motivationsproblemen kommen. Krafttraining ist für sich genommen schon anstrengend, weil es von Zeit zu Zeit auch Überwindungskraft erfordert. Wenn man sich dann noch permanent den Kopf darüber zerbrechen muss, wie die einfachsten Workouts überhaupt sinnvoll durchgezogen werden können, wird es besonders schwierig. Sollten Sie also merken, dass Schlüsselübungen nur mit regelmäßiger Wartezeit durchzuführen sind, entscheiden Sie sich lieber für ein anderes Studio oder ein Home Gym.

4.7.3 Atmosphäre

Entscheidend für die Leistung beim Training ist nicht nur die innere Einstellung, sondern auch das Umfeld. Das Umfeld prägt uns ebenso wie wir das Umfeld prägen. Es ist schwer sich komplett zu isolieren, denn ein subtiler Einfluss bleibt fast immer. In vielen Studios herrscht eine Hippie-Wellness-Entspannungsatmosphäre, die leider alles andere als leistungsfördernd ist.

Wenn Leute in den Satzpausen nur auf ihren Geräten lungern, telefonieren oder Alltagsgespräche führen, hemmt das die Leidenschaft für seriöses, intensives Krafttraining. Wenn hingegen die anderen Athleten im Studio ebenfalls Vollgas geben, auf das Workout und ihre Leistung fokussiert sind und schweißgebadet auch noch ihre letzten Kräfte mobilisieren, ergibt sich daraus eine deutlich andere, bessere Trainingsatmosphäre. Enthusiasmus ist ansteckend! Suchen Sie sich daher wenn möglich lieber ein Studio, das von Leuten besucht wird, die sich ihren Traumkörper auch wirklich verdienen und daher hart an sich arbeiten wollen. Ein Studio, in dem das Feuer, die Leidenschaft, spürbar ist. Dadurch wird sich auch Ihre Leistung merklich verbessern und es wird Ihnen zudem wesentlich leichter fallen, sich zu konzentrieren.

Übrigens sollten Sie sich nicht gehemmt fühlen, wenn Sie in Ihrem Studio noch einer der schwächsten Athleten sind. Die meisten fortgeschrittenen Athleten besitzen genügend Weisheit sich daran zu erinnern, dass Sie selbst einmal Anfänger waren. Normalerweise sind fortgeschrittene Athleten sogar bereit Anfängern zu helfen, sodass Sie von einem leistungsorientierten Studio gleich mehrfach profitieren können. Nichtsdestotrotz gibt es auch bei den fortgeschrittenen Athleten leider immer wieder Ausnahmen. Manche Menschen trainieren in erster Linie für ihr Ego und erheben sich eigentlich nur, um andere zu erniedrigen. Sollten Sie also merken, dass das Studio hauptsächlich von unreifen Proleten besucht wird, würde ich von einer Mitgliedschaft abraten.

4.7.4 Ausrüstung

Ein wichtiger Punkt bei der Wahl des richtigen Studios ist zudem die Ausrüstung. Manche Studios prahlen mit hochmodernen Wellnessmaschinen und einem allgemein umfassenden Gerätepark. Aber für ein effektives Krafttraining ist das unerheblich, weil dabei Maschinenübungen wenn überhaupt nur eine Nebenrolle spielen sollten. Entscheidend ist es, dass die Grundübungen möglichst störungsfrei durchgeführt werden können – die Ausrüstung hängt also mengenmäßig auch mit den Besucherzahlen zusammen. Bei vielen kommerziellen Studios ist der Freihantelbereich nur unzureichend bestückt – eben weil viel Platz für Maschinen verschwendet wird. Ein gutes Studio hat mindestens drei Kniebeugenständer bzw. Power Racks. Ein Mangel an Kniebeugenständern ist das wohl am weitesten verbreitete Problem in den Studios. Die Kniebeuge ist aber eine absolute Grundübung, die einen Eckpfeiler jedes guten Trainingsprogrammes bildet. Achten Sie also darauf, dass genügend Kniebeugenständer vorhanden sind. Darüber hinaus sollten natürlich auch ausreichend Langhanteln und Gewichte sowie Möglichkeiten für Klimmzüge und Dips zur Verfügung stehen. Zudem gilt es abzuwägen, welche zusätzlichen Trainingstools vorhanden sein sollen. Es ist sicherlich nie verkehrt, wenn ein Studio auch Kettlebells und Medizinbälle führt. Anfangs sind diese Tools vielleicht noch uninteressant, mit der Zeit möchten viele Athleten aber auch etwas Abwechslung in ihr Programm bringen und greifen deshalb auf solche Zusätze zurück. Da aber Kettlebells und Medizinbälle Platz brauchen und nicht ungefährlich sind, verzichten viele Studios auch mit Blick auf eine gewisse Verantwortungslosigkeit einiger weniger Mitglieder lieber darauf.

Hier müssen Sie abwägen, wie wichtig Ihnen zusätzliche Tools sind bzw. ob Sie sich die nicht auch selbst für zu Hause besorgen können. Meiner Meinung nach sind Kettlebells, Medizinbälle, Springseile, Schlingentrainer oder auch Sandsäcke sicherlich sehr gute Tools, stellen aber nicht unbedingt einen Schlüsselfaktor dar.

4.7.5 Betreuung

Die Wichtigkeit einer guten Betreuung ist eine sehr individuelle Sache. Manch einer benötigt einfach die persönliche Hilfe eines kompetenten Trainers. Ein Personal Trainer kostet viel Geld, da wäre es schon gut, wenn die Trainer im Studio mit gutem Rat zur Seite stehen würden. Leider ist das in den vielen vor allem kommerziellen Studios nur äußerst selten der Fall. Zahlreiche Trainer sind wenn überhaupt nur mangelhaft ausgebildet und beherrschen nicht einmal eine saubere Kniebeuge. Die vielen Zertifikate, mit denen man Kompetenz ausdrücken will, haben nur wenig Aussagekraft. Die meisten Zertifikate sollen in erster Linie nichts anderes als Eindruck schinden und den Ausstellern Geld bringen – eine fundierte Ausbildung geht mit ihnen eher selten einher. Zudem ist der Begriff Trainer nicht geschützt, das heißt jeder Larry darf sich Trainer nennen. Aber verstehen Sie mich nicht falsch, nicht alle Trainer sind inkompetent. Es gibt auch viele erfahrene Trainer, die durchaus eine Menge Kompetenz aufweisen können. Das Problem ist, dass sie häufig nicht nur im Sinne des Kunden, sondern vor allem im Sinne des Studios beraten. Ein Studio will normalerweise vor allem eines: Geld verdienen. Dazu versucht es wenn möglich Kosten einzusparen – unter anderem auch beim Personal. Es kostet viel Zeit gute, individuelle Trainings- und Ernährungspläne auszuarbeiten, das Training zu überwachen und die Ausführung der Grundübungen zu lehren. Deutlich einfacher ist es einen vorgefertigten Geräteplan auszuhändigen und zu erklären, dass dieser ohnehin gesünder und mit einem geringeren Verletzungsrisiko behaftet wäre. Seien Sie sich also darüber bewusst, dass Trainer auch von den Interessen der Betreiber gesteuert werden und nicht immer in Ihrem Sinne beraten. Man darf aber auch nicht den Fehler machen, direkt alle Studios zu verurteilen. Ich habe schon einige hervorragende, in den meisten Fällen kleinere Studios gesehen, bei denen die Betreiber den Sport selbst leben und diese Leidenschaft an ihre Kunden weitergeben wollen. Es gibt also auch wirklich gute Studios mit kompetenter, guter Betreuung. Hier muss man allerdings auch mit einem gewissen Aufpreis rechnen. Service kostet, das lässt sich nicht ändern.

Entscheidend ist allerdings auch die Frage, ob eine gute Betreuung überhaupt notwendig ist. Wie gesagt, für manch einen mag das sinnvoll sein, aber es ist meine Überzeugung, dass die meisten Menschen auch ohne Betreuung hervorragende Ergebnisse erzielen können. Dafür gibt es schließlich dieses und viele andere Bücher, aus denen man Wissen und Verständnis ziehen kann. Gute Trainingspläne finden Sie alleine in diesem Werk in ausreichender Menge und die Übungsausführung kann man mit ausreichend Geduld auch problemlos selbst lernen. Die richtige Technik der einzelnen Grundübungen finden Sie ausführlich auf *simply-progress.*de beschrieben. Sie müssen sich die Techniken nur immer wieder ins Bewusstsein rufen, danach streben sie zu perfektionieren und sich gegebenenfalls auch selbst im Spiegel oder in einer Kameraaufzeichnung beobachten. Das Erlernen der Grundübungen kostet zwar Zeit, aber das wäre mit einem Trainer auch nicht viel anders, weil es vor allem darum geht die Koordination zu trainieren und den Körper entsprechend beherrschen zu lernen. Ein guter Trainer kann behilflich sein, die Arbeit müssen Sie aber dennoch selbst verrichten.

Unterm Strich müssen Sie selbst entscheiden, wie wichtig Ihnen eine gute Betreuung ist. Ich persönlich bevorzuge den selbstständigen Weg. Allerdings lässt sich nicht abstreiten, dass eine führende Hand gerade am Anfang sehr hilfreich sein kann. Sofern Sie also ein Studio in Ihrer Nähe finden, welches gute, hilfsbereite Trainer beherbergt, sollten Sie diese Chance auf kompetente Betreuung auch ergreifen.

4.7.6 Crossfit Boxen vs. Klassische Studios

In letzter Zeit ist der Crossfit-Hype immer stärker von den USA zu uns gekommen. Diese Trainingsform ist bei vielen Athleten sehr beliebt.

Hier geht es jetzt allerdings nicht um eine Bewertung des Systems Crossfit, sondern um den Vergleich von normalen Fitnessstudios mit den sogenannten Crossfit Boxen.

Was die Ausrüstung angeht, sind die meisten Crossfit Boxen ein absolutes Paradies für jeden ernsthaften Athleten. Es gibt keine Maschinen, sondern jede Menge olympische Langhanteln, Ringe, Kettlebells, Springseile und Medizinbälle – alles was das Athletenherz begehrt. Der Nachteil im Vergleich zu klassischen Studios ist der hohe Preis einer Mitgliedschaft. Das hängt vor allem mit der Trainingsform selbst zusammen. Beim Crossfit werden Workouts für gewöhnlich in kleineren Gruppen absolviert, die von einem Trainer betreut werden. Man bezahlt hier in erster Linie nicht für die Nutzung des Equipments, sondern für die Betreuung. Der Vorteil ist, dass die Trainer was die Technik der Übungen angeht normalerweise sehr gut ausgebildet sind und wertvolle Tipps geben können. Diese gute Betreuungslage macht sich aber wie schon gesagt leider auch im Preis bemerkbar, sodass eine Mitgliedschaft möglicherweise das eigene Budget überschreitet. Das beim Crossfit übliche Gruppentraining ist zudem nicht jedermanns Sache. Ich bevorzuge es beispielsweise alleine zu trainieren und meine eigenen Trainingspläne umzusetzen. Fragen Sie in diesem Fall vor dem Beitritt nach, ob man in der Box auch selbstständig nach eigenen Plänen und ohne permanente Aufsicht trainieren kann. Die meisten Boxen bieten Open-Gym Zeiten an. Sollte das nicht der Fall sein, würde ich eher von einer Crossfit Box abraten. Machen Sie im Zweifelsfall ein Probetraining und klären Sie dort derlei Fragen. Sollten Open-Gym Zeiten zur Verfügung stehen und das nötige Geld vorhanden sein, würde ich definitiv zu einer Crossfit Box raten, einfach weil die Ausrüstung dort den der klassischen Studios in den meisten Fällen weit überlegen ist und nicht zuletzt auch weil die Arbeitsatmosphäre wesentlich leistungsorientierter ist.

4.8 Klimmzüge und Dips lernen

Klimmzüge und Dips zählen zu den besten Oberkörperübungen und sind deshalb zumeist auch Eckpfeiler erfolgreicher und nachhaltiger Trainingsprogramme. Es ist also wichtig, diese beiden Bewegungen zu beherrschen. Doch stellt das für viele Menschen ein großes Problem dar, weil Klimmzüge und Dips jeweils mit dem gesamten Körpergewicht durchgeführt werden und daher große Widerstände darstellen. Im Studio können assistierende Klimmzug- und Dipmaschinen verwendet werden, um den wirksamen Anteil des Körpergewichtes zu reduzieren, aber zu Hause? Welche Möglichkeiten hat man, Klimmzüge und Dips im Home Gym ohne Maschine zu erlernen? Die meiner Meinung nach einfachste und effektivste Methode zum Erlernen von Klimmzügen und Dips besteht aus dem Einsatz von Kraftbändern und exzentrischen Wiederholungen.

4.8.1 Bänderhilfe

Der Einsatz von Bändern erleichtert die Bewegung. Die an der Stange (egal ob Klimmzug- oder Dipstange) befestigten Bänder wirken der Schwerkraft entgegen und verringern somit den Widerstand, wenn die Knie auf besagten Bändern abgelegt werden. Übrigens sind Bänder auch im Studio der Maschine vorzuziehen, weil damit der freie Hang besser simuliert werden kann und somit mehr stabilisierende Muskeln in die Bewegung einbezogen werden.

Die oben empfohlenen Crossfit-Bänder gibt es in verschiedenen Stärken, so dass Sie sich mit ihrer Hilfe einem echten Klimmzug oder Dip progressiv annähern können.

4.8.2 Exzentrische Wiederholungen

Darüber hinaus lohnt sich der Einsatz exzentrischer Wiederholungen. Nochmal zur Erinnerung: Unter der exzentrischen Phase versteht man das Herabsenken der Last (in diesem Fall Ihren Körper) in Richtung der

Schwerkraft. Exzentrische Klimmzüge und Dips betonen also das Herabsenken. Dazu bringen Sie sich an den obersten Punkt der Bewegung, beispielsweise durch einen Hocker oder indem Sie springen, und lassen sich dann so langsam wie möglich herab. Die exzentrische Bewegung fällt leichter, daher ist sie eine sehr gute Möglichkeit zum Aufbau von Kraft, wenn die konzentrische Phase noch nicht zu bewältigen ist.

4.8.3 Trainingsfrequenz

Klimmzüge und Dips erfordern ein hohes Maß an Kraft und Koordination. Daher ist es nicht ratsam seinen Körper beim Erlernen dieser beiden Bewegungen in einer Einheit komplett auszupowern und dann lange zu pausieren. Wesentlich effektiver ist es vor dem Muskelversagen zu stoppen und dafür häufiger zu trainieren, denn dann wird die Bewegung besser ins Zentralnervensystem einprogrammiert, sodass die beteiligten Muskeln besser koordiniert werden können.

Wenn Sie also beispielsweise 10 Klimmzüge mit Bandunterstützung schaffen, dann führen Sie nur 6-9 aus und trainieren dafür häufiger. Idealerweise üben Sie mehrmals am Tag, mindestens aber einmal täglich. Das gilt übrigens für alle koordinativ anspruchsvollen Übungen. Je häufiger Sie trainieren, desto schneller werden Sie sie erlernen, denn beim Erlernen von Übungen geht es nicht darum die Muskeln auszureizen, sondern die Koordination der Muskeln zu verbessern.

4.8.4 Trainingsplanung

Wer Klimmzüge und Dips noch nicht beherrscht, sollte sie schleunigst erlernen. Die Trainingspläne für den Einstieg müssen dann angepasst werden, denn neben den direkten Trainingsmethoden der Bänderhilfe und exzentrischen Wiederholungen können gezielte Assistenzübungen absolviert werden, um das nötige Maß an Kraft und Schulterstabilität aufzubauen. Zu diesem Zweck findet sich im fünften Kapitel ein gesonderter Trainingsplan zum Erlernen von Klimmzügen und Dips. Sie können allerdings selbstverständlich auch einen der anderen beiden Einsteigerpläne nutzen und dann zusätzlich zu den vorgesehenen Trainingseinheiten selbstständig (möglichst täglich) Klimmzüge und Dips mit den genannten Möglichkeiten (Bänderhilfe und exzentrische Wiederholungen) üben. Da Sie beim Üben nicht bis zur Erschöpfung gehen und vorrangig die Bewegung koordinieren lernen, hat das direkte Klimmzug- und Diptraining in der Form keinen nennenswerten negativen Einfluss auf die richtigen Trainingseinheiten.

4.9 Wann wachsen Muskeln?

Der Muskelaufbau ist eines der Hauptziele vieler Athleten und dennoch wird es von den meisten verfehlt. Dafür kann es viele Gründe geben. Falsches Training, falsche Ernährung und ein schlechter Lebensstil sind die häufigsten Ursachen. Um seine Muskeln zum Wachsen zu bringen, muss man zunächst einmal grundlegend verstehen was dabei überhaupt passiert. Damit meine ich nicht die wissenschaftlichen Zusammenhänge wie Proteinsynthese und Co. Nein, hier geht es um grundlegendes Verständnis. Aus welchem Grund baut der Körper überhaupt Muskeln auf? Sie wissen sicherlich, dass die Muskeln dafür da sind Kraft zu entfalten, um Dinge zu bewegen. Das geschieht indem der Muskel unter Spannung gesetzt wird und sich dann zusammenzieht („kontrahiert“). **Je größer der Spannungsaufbau, desto größer die Kraft.**

Für alle Bewegungen unseres Körpers sind Muskeln nötig. Die Menge an Muskelmasse, die Sie derzeit besitzen, ist genau darauf ausgelegt, mit minimaler Verletzungsgefahr Ihre alltäglichen Bewegungen durchführen zu können. Um mehr Muskelmasse aufzubauen, müssen Sie also den Schwierigkeitsgrad der Bewegungen erhöhen – Progression ist das Stichwort. Eine Bewegung wird zum Beispiel dann schwieriger, wenn der Widerstand vergrößert, das Tempo erhöht oder die Dauer verlängert wird.

Wird nun der Schwierigkeitsgrad erhöht und bis zu einem gewissen Erschöpfungsgrad trainiert, sieht der Körper die Belastung als Bedrohung an. Muskelfasern werden beschädigt, wodurch der Körper das Signal erhält, dass hier nachgebessert werden muss, um den Körper in Zukunft besser auf die Belastung vorzubereiten. Das heißt der Körper muss durch das Training davon überzeugt werden, dass die derzeitige Muskelmasse nicht ausreichend ist. Er muss bedroht werden. Erst dann reagiert er. Muskelmasse wird nur aufgebaut, wenn sie auch wirklich benötigt wird, da sie aufgrund der hohen energetischen Kosten beim Aufbau und Erhalt für den Körper einen Luxus darstellt.

Daraus lässt sich der Wert der Beharrlichkeit und Beständigkeit erkennen. Bei nur einer starken Belastung baut der Körper noch lange keine Muskeln auf, denn das sieht er als Ausnahme. Muskeln werden erst bei wiederkehrenden, zu großen Belastungen aufgebaut, denn erst dann erkennt der Körper an, dass er zwingend mehr Muskelmasse benötigt, um den Belastungen besser gerecht zu werden. Um Muskelmasse aufzubauen, nutzen wir also die großartige Adaptionsfähigkeit des Körpers aus. Er passt sich stets an die Umstände an und diese müssen wir so gestalten, dass er sich bedroht fühlt und folglich Muskeln aufbaut.

Es gibt hier grundsätzlich viele Wege zum Ziel. Man kann häufig und weniger intensiv oder selten und sehr intensiv trainieren. Es ist in einem gewissen Maße auch eine Glaubensfrage. Ich persönlich befürworte ganz klar häufiges Training, weil dadurch der Körper zu einer schnelleren Regeneration gebracht wird (auch eine Form der Adaption), was wiederum mehr „Wachstumsreize“ ermöglicht. Davon abgesehen wird die Koordination einer Bewegung bei häufigen Trainingseinheiten besser trainiert, wodurch letztlich mehr Kraft aufgebaut wird. Mehr Kraft führt bei korrekter Ernährung auch zu mehr Muskelmasse.

Auf der anderen Seite gibt es auch Menschen, die wenig Zeit haben oder investieren möchten und daher lieber selten und dafür intensiver trainieren wollen. Letztlich muss hier jeder seinen eigenen Weg finden. In diesem Kapitel ging es lediglich darum, ein grundlegendes Verständnis dafür zu entwickeln, wann Muskeln aufgebaut werden. Der Prozess selbst ist natürlich wesentlich komplizierter, beispielsweise spielt wie wir in einem späteren Kapitel noch besprechen werden auch die Ernährung eine Schlüsselrolle. Aber die Grundbedingung für den Muskelaufbau ist, dass der Körper durch beharrliches Training davon überzeugt wird, mehr Muskelmasse für die Bewältigung der Widerstände zu benötigen. Behalten Sie das stets im Hinterkopf.

4.10 Wie wird Fett verbrannt?

Auch beim Fettabbau gilt es ein grundlegendes Verständnis zu entwickeln, bevor man sich mit einzelnen Strategien beschäftigt. Warum sollte der Körper Fett verbrennen? Evolutionsbedingt wurde er darauf getrimmt, Fett möglichst gut zu speichern, um für schlechte Zeiten gewappnet zu sein. Es lässt sich also festhalten, dass sich der Körper nur widerwillig von seinen Fettdepots trennt. Je mehr Körperfett man hat, desto leichter wird es auch, welches abzubauen. Wenn aber nur noch sehr wenig Körperfett vorhanden ist, will sich der Körper diese Reserven umso stärker bewahren, weshalb die letzten Pfunde zum enthüllten Sixpack auch immer die schwierigsten sind.

Die einzige Möglichkeit Fett abzubauen ist den Körper dazu zu zwingen und das geht nur dann, wenn über die Nahrung weniger Kalorien zugeführt werden als der Körper benötigt. Denn dann muss er dieses Defizit ausgleichen, um weiterhin reibungslos funktionieren zu können. Zum Ausgleich des Defizits hat der Körper aber nicht nur die Möglichkeit Fett abzubauen. Er kann zum Beispiel auch überschüssige Muskelmasse abbauen und in Energie umwandeln. Wer also Fett abbauen will, läuft immer auch Gefahr, Muskeln abzubauen. Wie man das Verhindern kann? Indem der Körper davon überzeugt wird, dass diese Muskelmasse unbedingt benötigt wird, um den Alltagswiderständen gerecht zu werden. So landen wir also wieder beim Krafttraining. Der Versuch ohne Krafttraining abzunehmen führt unweigerlich zum Verlust von großen Mengen an Muskelmasse – einer der Hauptgründe dafür, dass viele Menschen mit ihren Diäten langfristig scheitern. Die Folge vom Muskelabbau ist ein verlangsamter Stoffwechsel, das heißt eine Reduktion des täglichen Energieverbrauchs. Selbiges passiert übrigens auch, wenn das Kaloriendefizit, also der Notstand, zu groß ist oder zu lange andauert. Vergessen Sie niemals, dass der Körper sein Fett bewahren will. Er hat die Möglichkeit einer „Diät“ entgegen zu wirken. Er kann seinen Stoffwechsel verlangsamen, Muskeln abbauen und lernen Nahrungsenergie besser zu verwerten.

Das heißt unterm Strich, wer ein zu großes Kaloriendefizit erzeugt, zu lange Diät hält oder kein begleitendes Krafttraining durchführt, steuert geradewegs auf den berühmten Jojo-Effekt zu. Denn wenn der Körper seinen Energieverbrauch gesenkt hat und Lebensmittel besser verwerten kann, muss die über Nahrung zugeführte Energie immer weiter reduziert werden, um noch abnehmen zu können. Irgendwann bricht dabei jeder ein und erhöht schlussendlich die Energiezufuhr wieder. Da nun allerdings der Verbrauch durch den verlangsamten Stoffwechsel deutlich geringer ist und die Energie besser verwertet werden kann, entsteht schnell wieder ein Kalorienüberschuss, welcher zu großen Teilen in den vom Körper geliebten Fettdepots gespeichert wird. Dem sind schon sehr viele Menschen zum Opfer gefallen und das nur Aufgrund eines mangelhaften Grundverständnisses vom Fettabbau. Besinnen Sie sich immer auf diese Grundlagen, wenn Sie abnehmen wollen. Denken Sie daran, dass ein Kaloriendefizit nicht allzu lange andauern und nicht zu groß sein sollte. Reduzieren Sie die Kalorien daher lieber nach und nach statt abrupt. Vergessen Sie auch nicht, dass Krafttraining die Grundlage einer jeden Diät bilden und Fettabbau sich etwa alle 1-3 Monate mit Muskelaufbau abwechseln sollte. Die genaue Ernährung für beide Ziele wird im Ernährungskapitel erklärt. Hier ging es nur um das fundamentale Verständnis der beiden Prozesse. Für den Trainingseinsteiger spielt das erst einmal keine große Rolle, denn zum Anfang ist es wichtiger die Bewegungen zu erlernen, den Bewegungsapparat an die ungewohnte Belastung zu gewöhnen, den Körper näher kennenzulernen und ein gewisses Ernährungsbewusstsein zu entwickeln. Alles andere kommt erst danach, doch dann sollten Sie sich diese beiden Kapitel unbedingt noch einmal durchlesen, auch wenn die hier erklärten Zusammenhänge ziemlich unspektakulär klingen. Wer solche Grundlagen nicht versteht oder aber sie vergisst, wird langfristig keinen großen Erfolg haben oder zumindest deutlich unter seinen Möglichkeiten bleiben.

4.11 Krafttraining für besondere Personengruppen

Die allgemeinen Prinzipien für erfolgreiches Krafttraining und den Aufbau eines gesunden, leistungsfähigen, starken Körpers sind für alle Menschen gleich. Allerdings gibt es zwischen den einzelnen Menschen natürlich ganz unterschiedliche Voraussetzungen, sodass jeder Mensch schlussendlich auch ein wenig anders trainieren muss, um das Beste aus sich herausholen zu können. Zudem gibt es Personengruppen, die traditionell eher wenig mit Krafttraining zu tun haben, sei es aus falschen Vorurteilen oder gesundheitlichen Einschränkungen. Dazu zählen im Speziellen Frauen, schwer übergewichtige Menschen, Jugendliche und Senioren. Im Folgenden werden diese Gruppen detaillierter besprochen. Wichtig ist zunächst allerdings nur eines: Alle genannten Personengruppen können den Weg zum Widerstandstraining finden und enorm davon profitieren. Lassen Sie sich nicht von unbegründeten Ängsten oder Vorurteilen davon abhalten in den Genuss der unzähligen Vorteile progressiven Widerstandstrainings zu kommen.

4.11.1 Krafttraining für Frauen

In Sachen Fitnessziele gibt es zwischen Männern und Frauen oftmals große Unterschiede. So wollen die Männer in der Regel große Arme, eine breite Brust und den berühmten Waschbrettbauch. Frauen hingegen wollen meistens ein wenig abnehmen – vor allem an den Problemzonen Hüften, Hintern und Beinen –, die Haut straffen und dem Körper knackige, weibliche Konturen verleihen. Daher unterscheidet sich auch das Training für Männer stark von dem für Frauen – scheinen jedenfalls viele zu denken. Dabei ist genau das Gegenteil der Fall. Es gibt keinen großen Unterschied. Auch Frauen sollten Krafttraining mit freien Gewichten absolvieren und auch Frauen sollten dabei möglichst schwere Gewichte verwenden. Aerobik-Gehüpfe können Sie vergessen. Krafttraining ist der beste Weg abzunehmen und die Haut „zu straffen". Viele Frauen scheinen regelrecht Angst davor zu haben schon alleine vom

Anblick der Hantel riesige Armmuskeln und breite Schultern zu bekommen. Dabei ist das ein schleichender Prozess, der einiges an Arbeit erfordert und für Frauen niemals ein vergleichbares Ergebnis wie für Männer nach sich ziehen wird. Das hat nichts mit Macho-Gehabe zu tun, es ist eine schlichte biologische Einschränkung. Frauen haben nicht das richtige hormonelle Umfeld, um große Mengen an Muskeln aufbauen zu können. Speziell das Testosteron, welches eine enorm wichtige Komponente beim Muskelaufbau darstellt, ist bekanntermaßen im weiblichen Körper Mangelware. Die Angst übermäßig Muskeln aufzubauen ist daher absolut unbegründet.

Ein weiterer Mythos in diesem Zusammenhang ist das Training mit leichten Gewichten und hohen Wiederholungszahlen, um den Körper „zu definieren". In Wirklichkeit wird damit nichts anderes als Ausdauer trainiert. Es werden keine Muskeln aufgebaut, kaum Fett verbrannt und auch die Haut wird nicht wirklich gestrafft. Das, was man gemeinhin als Hautstraffung bezeichnet, ist im Wesentlichen nichts anderes als Muskelaufbau in Kombination mit Fettabbau. Aber aus den bereits genannten Gründen werden bei Frauen keine Muskelberge aufgebaut – stattdessen bekommt der Körper ein knackiges Aussehen und weibliche Formen. Auch für den Fettabbau sind schwere Gewichte besser geeignet, denn sie verursachen im Gegensatz zu leichten Gewichten einen Nachbrenneffekt, den wir ja bereits beim Thema Cardio besprochen haben, und beugen zudem Muskelabbau vor.

Also bringen wir es auf den Punkt. Wie genau sollen Frauen trainieren? Um die üblichen Fitnessziele zu erreichen, das heißt einen flachen Bauch, straffe, geformte Beine und einen knackigen Hintern zu bekommen, gibt es keine bessere Möglichkeit als die Grundübungen Kniebeugen, Kreuzheben und Kettlebell-Swings mit möglichst schweren Gewichten durchzuführen. Ergänzend dazu sollten natürlich auch Übungen für den Oberkörper durchgeführt werden, um den Körper ausgewogen zu entwickeln.

Zusammengefasst: Alle Pläne dieses Buches sind auch für Frauen bestens geeignet!

4.11.2 Krafttraining für stark übergewichtige Menschen

Schwer übergewichtige Menschen sind großen Einschränkungen beim Krafttraining unterlegen. Das hohe Körpergewicht sorgt dafür, dass oftmals nicht einmal die einfachsten Übungen sauber durchgeführt werden können. Zudem neigen viele stark übergewichtige Menschen dazu häufig zu liegen. Dadurch geht nicht nur Muskelmasse und -koordination verloren, sondern der gesamte Bewegungsapparat leidet darunter. Gelenke, Sehnen und Bänder werden schwach und können den Anforderungen einfachster Kraftübungen aufgrund des hohen Körpergewichts nicht standhalten. In einem solchen Fall würde ich von Krafttraining zunächst noch abraten. Oberste Priorität hat erst einmal der Fettabbau und da lässt sich bei großem Übergewicht über die Ernährung einiges ausrichten. Das Ernährungskapitel dieses Buches liefert das notwendige Wissen, um die Ernährung auf Fettabbau auszurichten.

Darüber hinaus sollten sich übergewichtige Menschen zunächst an körperliche Aktivität gewöhnen. Das Auto häufiger stehen lassen und stattdessen laufen oder mit dem Fahrrad fahren, stehen statt sitzen oder liegen und generell mehr Bewegung in den Alltag bringen. Ich möchte damit auf keinen Fall unterstellen, dass alle übergewichtigen Menschen nur faul auf dem Sofa hängen. Es geht nur darum zu versuchen noch mehr körperliche Aktivität in den Alltag zu bringen, um den Stoffwechsel zu beschleunigen und Fett zu verbrennen.

Die beste Aktivität für übergewichtige Menschen übrigens das Schwimmen. Im Wasser ist der Körper aufgrund des Auftriebs praktisch gesehen deutlich leichter, sodass beim Schwimmen die Gelenke geschont werden. Zudem entzieht das Wasser dem Körper Wärme mit der Folge, dass ordentlich Fett verbrannt wird – denn Wärme ist nichts anderes als Energie und sie wird unter anderem durch die Oxidation von Fettsäuren freigesetzt.
Sobald sich der Körper mehr an körperliche Anstrengung gewöhnen durfte und die Gelenke durch den Fettabbau etwas entlastet wurden,

kann auch schon mit leichtem Krafttraining begonnen werden. Ziel ist es zunächst Körpergewichtsübungen wie Liegestütze und Kniebeugen zu meistern. Danach kann man sich allmählich an Gewichtsübungen wie Kreuzheben und Klassisches Drücken heranwagen. Wichtig ist hierbei nicht zu schnell die Gewichte zu steigern. Den Gelenken, Sehnen und Bändern sollte genügend Zeit zur Anpassung gegeben werden. Geduld zahlt sich aus, denn wer zu schnell zu viel will wird oftmals durch Verletzungen zurückgeworfen.

Zusammengefasst: Stellen Sie zunächst die Ernährung um, bringen Sie mehr körperliche Aktivität in den Alltag und gehen Sie so oft wie möglich Schwimmen. Beginnen Sie dann nach und nach, einfache Körpergewichtsübungen durchzuführen ehe Sie zu den normalen Gewichtsübungen übergehen, bei denen Sie nur langsam und geduldig den Widerstand erhöhen sollten.

4.11.3 Krafttraining für Jugendliche

Zunächst einmal zu meiner eigenen Absicherung: Alle Pläne dieses Buches sollten nur von volljährigen Personen ausgeführt werden.

Aber die rechtliche Seite einmal beiseite: Ab welchem Alter kann man mit dem Krafttraining beginnen, ohne seine Gesundheit dabei übermäßig zu gefährden? Das ist eine Frage, die die Expertenwelt seit langem spaltet. Manch einer befürchtet das Training mit Gewichten könne für die Schließung von Wachstumsfugen der Knochen verantwortlich sein und dadurch zu Wachstumsstörungen führen. Ich will nicht sagen diese Angst sei unbegründet, aber ehrlich gesagt bezweifle ich, dass eine ernste Gefahr besteht. Tatsache ist, früher mussten Kinder immer körperlich schwer arbeiten. Das war für die Menschen aller Epochen überlebenswichtig. Ich glaube daher, der Körper hat sich daran angepasst. Das Training mit Gewichten im moderaten Bereich (über 8 Wiederholungen) sollte daher meiner persönlichen Meinung nach zu keinen Wachstumsstörungen führen. Allerdings ist schlicht und einfach nicht abschließend geklärt, wie groß die Gefahr tatsächlich ist. Ich würde daher empfehlen hier lieber kein Risiko einzugehen und erst ab 18 Jahre (frühestens ab 16) mit dem Gewichtstraining zu beginnen. Kinder und Jugendliche sollten eher an ihrer Bewegungskoordination und Grundlagenkondition arbeiten. Sportarten wie Fußball, Basketball, Rudern oder auch Kampfkünste sind dafür bestens geeignet. Das athletische Training kann durchaus mit Eigengewichtsübungen wie Kniebeugen, Liegestützen und Klimmzügen ergänzt werden.

Zusammengefasst: Beginnen Sie frühestens ab 16, besser ab 18, mit dem Gewichtstraining und arbeiten Sie vorher an ihrer Grundlagenathletik. Für schwere Gewichtsübungen bleibt später noch mehr als genug Zeit.

4.11.4 Krafttraining für Senioren

Grundsätzlich kann man in jedem Alter Widerstandstraining betreiben und das sollte man auch tun, um den Alterungsprozess zu verlangsamen. Senioren machen oft den Fehler sich aufgrund der körperlichen Verschleißerscheinungen zu schonen. Durch Schonung baut der Körper allerdings nur noch weiter ab. Das beschleunigt die Alterung. Muskeln werden abgebaut, Gelenke werden nicht mehr richtig geschmiert, der Knochenbau wird schwächer und brüchig. Durch Widerstandstraining wird dem entgegengewirkt. Knochen und Gelenke werden wieder stabiler, die Muskulatur stärker und das Herz-Kreislaufsystem kommt auch wieder auf Trab, sodass der gesamte Körper ordentlich durchblutet und mit Nährstoffen versorgt wird. Schonen Sie sich also nicht zu Tode! Progressives Krafttraining wirkt wie ein Jungbrunnen. Allerdings muss man mit zunehmendem Alter natürlich besonders behutsam und geduldig sein. Der Körper passt sich langsamer an, die Regeneration dauert länger, Verletzungen entstehen schneller. Je nach körperlicher Voraussetzung ist es besser zunächst nur mit dem eigenen Körpergewicht zu trainieren. Dadurch kann man eine gewisse Grundkraft aufbauen und die Muskeln wieder sauber koordinieren lernen. Zudem ist es wichtig an seiner Beweglichkeit zu arbeiten, um wieder einen ordentlichen Bewegungsumfang erreichen zu können und dadurch die Verletzungsgefahr zu verringern. Yoga, Pilates, Körpergewichtskrafttraining, Schwimmen, Fahrradfahren – all das sind hervorragend geeignete Aktivitäten für Senioren. Selbstverständlich kann man auch im gehobenen Alter noch mit Hanteln trainieren, wie unter anderem durch Legenden wie Arnold Schwarzenegger und Sylvester Stallone bewiesen. Seien Sie hier allerdings vorsichtig und lassen Sie sich Zeit.

Zusammengefasst: Arbeiten Sie an Ihrer Physis, um den Alterungsprozessen entgegenzuwirken, aber seien Sie speziell beim Training mit Gewichten behutsam und geduldig.

4.12 Ergänzungen zum Training

Körperliche Fitness und Ästhetik kann über viele Wege erreicht werden. Entscheidend ist bei allen Aktivitäten die Beharrlichkeit. Erst mit der Zeit wird sich ein Trainingseffekt bemerkbar machen. Das Problem ist, dass viele Athleten irgendwann die Lust verlieren und mit dem Training aufhören. Fitness will aber gelebt werden, nur dann bereichert sie auch langfristig das Leben.

Meiner Erfahrung nach sind starre Pläne der Hauptgrund dafür, dass Athleten nach einer gewissen Zeit demotiviert werden. Pläne schränken immer ein und irgendwann wird es den meisten schlicht zu viel. Für den Trainingseinstieg sind Pläne noch erforderlich, um den eigenen Körper und die Auswirkungen von Training und Ernährung überhaupt erst einmal kennenzulernen und Verständnis zu entwickeln. Irgendwann gehen die Prinzipien aber in Fleisch und Blut über. Dann können intuitiv richtige Entscheidungen getroffen werden, um die körperliche Fitness und Ästhetik weiterzuentwickeln. Es geht um einen spielerischen Umgang mit dem Training. Nur mit Spaß und Leidenschaft vermag die Motivation auch langfristig aufrechterhalten zu werden. Das heißt irgendwann kommt der Punkt an dem kein Plan mehr notwendig ist. Das Training kann jeden Tag auf Grundlage der Tagesform neu aufgesetzt werden. Es sollte sich dann auch nicht mehr auf Krafttraining und dem gängigen Cardio beschränken. Es gibt so viele interessante Sportarten, die wir frei ausprobieren können. Fussball, Basketball, Beach Volleyball, Tennis, Squash, Muay Thai, Brazilian Jiu Jitsu, Yoga, Qigong und Pilates sind nur ein paar winzige Ausschnitte aus einem riesigen Spektrum körperlicher Betätigungsmöglichkeiten. Die Welt steht uns offen und trainieren kann man letztlich überall. Warum sollte man sich bei diesem Meer an Möglichkeiten unnötig beschränken, ja kastrieren? Lassen Sie Ihrer Fantasie freien Lauf! Ganz egal was Ihre Leidenschaft entfacht, verbieten Sie es sich nicht nur weil es nicht in irgendeinen Trainingsplan passt. Zumal sich verschiedene Sportarten wunderbar ergänzen können. Beispielsweise trainiert normales Krafttraining alle großen Muskelgruppen, das Zusammenspiel einzelner Muskeln, Disziplin und Überwindungskraft. Yoga trainiert eher die kleinen stabilisierenden Muskeln, das Zusammenspiel von Atmung und körperlicher Aktivität, Beweglichkeit, Körperbeherrschung, Ruhe und Gelassenheit. Zwei sich wunderbar ergänzende Aktivitäten!

Die Bewegungsabläufe sind beim Krafttraining und Yoga eher langsam und fixiert. Eine Ball- oder Kampfsportart bringt zusätzliche Dynamik ins Training. Schnelle Drehungen, Richtungs- und Tempowechsel, Sprünge, Würfe, Schläge und Tritte – der Körper wird erst dann umfassend und ausgeglichen entwickelt, wenn mehrere Sportarten miteinander kombiniert werden. Dann entfalten sich wahre Synergieeffekte, die den Körper als Einheit und entsprechend seines gewaltigen Potenzials entwickeln. Beschränken Sie sich daher nicht unnötig und finden Sie Freude an der körperlichen Entwicklung. Sobald Sie einen nachhaltigen Einsteigertrainingsplan absolviert haben, können Sie Ihr Training mit den verschiedensten Sportarten ergänzen.

5 Der Einstieg ins Krafttraining

Anfänger sind in der Regel hochmotiviert ihren Körper zu verändern und gehen dementsprechend stürmisch zu Werke. Das Problem dabei ist, dass der Körper eines Anfängers die spezifischen Belastungen des Gewichtstrainings nicht kennt. Die Muskulatur ist daran nicht gewöhnt und vor allem der passive Bewegungsapparat, wozu unter anderem Knochen, Bänder und Gelenke zählen, kann bei einer zu aggressiven Herangehensweise leicht verletzt werden. Ein guter Einsteigerplan setzt daher auf einen geduldigen Einstieg, der den Körper optimal auf schwere Gewichte vorbereitet. Es geht darum, die Übungen sauber zu erlernen und den Körper an Gewichtstraining zu gewöhnen ehe man sich an schwierigere Gewichte wagt. Dass wir uns aber nicht falsch verstehen: Ich sage nicht, dass Sie in der Anfangszeit kein Fett verbrennen oder keine Muskeln aufbauen werden. Das ist von Fall zu Fall verschieden, doch in der Regel werden Sie in beiden Punkten gute Fortschritte verzeichnen können. Priorität besitzt aber zunächst die Anpassung an das Krafttraining. Zudem gilt es eine solide Grundkraft aufzubauen.

Wie immer beim Krafttraining sollte auch der Einstieg progressiv gehandhabt werden. Die Gewichte werden zunächst niedrig und die Wiederholungszahlen hoch sein. Mit der Zeit werden die Gewichte dann zunehmend erhöht und die Wiederholungszahlen gesenkt. So nähern wir uns progressiv schwierigeren Belastungen an.

Für den Trainingseinstieg habe ich drei unterschiedliche Pläne entwickelt, zwischen denen Sie wählen können. Der umfassende Einsteigerplan ist auf 20 Wochen ausgelegt und setzt auf einen nachhaltigen Einstieg, bei dem auch die verschiedenen Variationen der Grundübungen erlernt werden. Der kompakte Einsteigerplan dauert lediglich 12 Wochen und beschränkt sich auf die wesentlichen Grundübungen. Der dritte Plan ist speziell auf das Erlernen von Klimmzügen und Dips ausgerichtet.

5.1 Der umfassende Einsteigerplan

Beim 20 Wochen dauernden umfassenden Einsteigerplan wird der Körper wie der Name schon sagt umfassend auf zukünftige Trainingsbelastungen vorbereitet. Alle wichtigen Grundübungen inklusive Variationen werden sauber erlernt. Dieser Einstieg ist sehr nachhaltig und optimal für eine möglichst geringe Verletzungsgefahr. Der Trainingsplan kann zudem durch die in Kapitel 4.8 erklärten Methoden zum Erlernen von Klimmzügen und Dips ergänzt werden.

Cardio ist optional, aber empfehlenswert, um neben der Muskulatur auch das Herz-Kreislauf-System zu trainieren. Halten Sie sich dabei an die in Kapitel 4.5 erklärten Prinzipien. Beginnen Sie also zunächst noch mit stetigem, niedrig-intensivem Cardio und wechseln Sie zum HIIT, sobald Sie eine Aktivität für 20 Minuten mit gutem Tempo durchführen können.

5.1.1 Woche 1-4

Die erste Phase dient der Gewöhnung an Gewichtsbelastungen und dem Erlernen einiger Grundübungen. Muskeln, Sehnen, Bänder, Knochen und Gelenke müssen ganz langsam auf die neue Belastung eingestellt werden. Die Gewichte sollten also noch niedrig sein.

Mo	Di	Mi	Do	Fr	Sa	So
			Woche 1			
WO A	Cardio	Pause	WO A	Cardio	Pause	Pause
			Woche 2			
WO A	Cardio	Pause	WO A	Cardio	Pause	Pause
			Woche 3			
WO A	Cardio	Pause	WO A	Cardio	Pause	Pause
			Woche 4			
WO A	Cardio	Pause	WO A	Cardio	Pause	Pause

Die Einteilung der Wochentage ist nur ein Beispiel. Sie können die Workouts nach Bedarf verschieben, also z.B. Mittwoch und Samstag oder Sonntag Workout A absolvieren. Wichtig ist, dass 2-3 Tage zwischen den einzelnen Gewichtsworkouts liegen.

Workout A

Übung	Sätze	Wiederholungen	Pause
Kniebeugen	3	15-25	90 sek
Kreuzheben	3	15-25	90 sek
Bankdrücken	3	15-25	90 sek
Vorgebeugtes Langhantelrudern	3	15-25	90 sek
Beinheben (liegend)	3	So viele wie möglich	90 sek

Denken Sie daran, die Sätze noch kurz vor dem Koordinationsversagen abzubrechen. Zur Erinnerung: Die Übungsausführungen finden Sie auf *simply-progress.de* beschrieben.

5.1.2 Woche 5-12

Nun steigern wir das Gewicht etwas und dringen dadurch in niedrigere Wiederholungsbereiche vor. Es kommen zudem neue, wichtige Übungen hinzu. Aufgrund der gestiegenen Gewichtsbelastung und größeren Übungsanzahl splitten wir die Übungen in zwei Ganzkörperworkouts auf.

Mo	Di	Mi	Do	Fr	Sa	So
			Woche 5			
WO B	Cardio	WO C	Cardio	WO B	Pause	Pause
			Woche 6			
WO C	Cardio	WO B	Cardio	WO C	Pause	Pause
			Woche 7			
WO B	Cardio	WO C	Cardio	WO B	Pause	Pause
			Woche 8			
WO C	Cardio	WO B	Cardio	WO C	Pause	Pause

Woche 9						
WO B	Cardio	WO C	Cardio	WO B	Pause	Pause
Woche 10						
WO C	Cardio	WO B	Cardio	WO C	Pause	Pause
Woche 11						
WO B	Cardio	WO C	Cardio	WO B	Pause	Pause
Woche 12						
WO C	Cardio	WO B	Cardio	WO C	Pause	Pause

Auch in dieser Phase werden die Sätze noch vor dem Koordinationsversagen abgebrochen.

Workout B

Übung	Sätze	Wiederholungen	Pause
Kniebeugen	3	12-15	90 sek
Bankdrücken	3	12-15	90 sek
Vorgebeugtes Langhantelrudern	3	12-15	90 sek
Wood Choppers*	3	12-15 pro Seite	90 sek

*Mit Kabelzug oder Crossfit-Bänder

Workout C

Übung	Sätze	Wiederholungen	Pause
Kreuzheben	3	12-15	90 sek
Dips	3	12-15*	90 sek
Klimmzüge	3	12-15*	90 sek
Klassisches Drücken	3	12-15	90 sek
Knieheben (hängend)	3	So viele wie möglich	90 sek

* Nutzen Sie eine assistierende Klimmzugmaschine oder ein Crossfit-Band, auf dem Sie die Beine ablegen, wenn Sie ohne Hilfe noch nicht genügend Wiederholungen schaffen

5.1.3 Woche 13-20

Ihr Körper hat sich in den letzten 12 Wochen schon an eine Belastung mit Gewichten gewöhnt und der gesamte Bewegungsapparat hat sich allmählich angepasst. Nun werden die Gewichte abermals erhöht, um in den gewöhnlichen Muskelaufbau-Bereich vorzustoßen. Jetzt können Sie bei jeder Wiederholung zum Koordinationsversagen gehen.

Optional können Sie dem Plan Cardio-Einheiten hinzufügen. Hier bieten sich insgesamt 1-2 Einheiten HIIT an Pausentagen an. Wenn Sie allerdings an dieser Stelle vorrangig Muskelmasse aufbauen möchten, können Sie auf Cardio auch zeitweise gänzlich verzichten. Beim Muskelaufbau ist nämlich die Regeneration ein absolutes Schlüsselelement und zu viel Cardio würde die Regeneration behindern. Andererseits verbessert Cardio die Ausdauer, wodurch mit der Zeit wiederum auch die Regenerationsfähigkeit des Körpers verbessert wird, was Ihnen in der Folgezeit nach dem Einstieg zu Gute kommen würde. Wenn Sie jetzt also unbedingt Muskelmasse aufbauen wollen, können Sie das Cardio streichen – andernfalls behalten Sie ruhig die angesprochenen 1-2 HIIT-Einheiten im Plan. Sorgen Sie aber für mindestens einen vollständigen Tag Pause und pausieren Sie mit dem Cardio zudem immer dann, wenn Sie das Gefühl haben sich zu überarbeiten und nicht mehr vollständig zu regenerieren. Zu wenig Pause äußert sich zum Beispiel daran, dass man sich zunehmend schlapp oder gereizt fühlt, schlecht schlafen kann und wenig oder sehr viel Hunger verspürt.

Mo	Di	Mi	Do	Fr	Sa	So
			Woche 13			
WO D	Pause	WO E	Pause	WO F	WO G	Pause
			Woche 14			
WO D	Pause	WO E	Pause	WO F	WO G	Pause
			Woche 15			
WO D	Pause	WO E	Pause	WO F	WO G	Pause
			Woche 16			
WO D	Pause	WO E	Pause	WO F	WO G	Pause
			Woche 17			

WO D	Pause	WO E	Pause	WO F	WO G	Pause
Woche 18						
WO D	Pause	WO E	Pause	WO F	WO G	Pause
Woche 19						
WO D	Pause	WO E	Pause	WO F	WO G	Pause
Woche 20						
WO D	Pause	WO E	Pause	WO F	WO G	Pause

Workout D

Übung	Sätze	Wiederholungen	Pause
Kniebeugen	4	8-12	120 sek
Klassisches Drücken	4	8-12	120 sek
Rumänisches Kreuzheben	4	8-12	120 sek
Beinheben (hängend)	4	So viele wie möglich	90 sek

Workout E

Übung	Sätze	Wiederholungen	Pause
Kreuzheben	4	8-12	120 sek
Dips	4	8-12	120 sek
Klimmzüge (neutr. Griff)*	4	8-12	120 sek
Rollouts	4	So viele wie möglich	90 sek
Seitliche Planke	3 pro Seite	So lange wie möglich	30 sek

*Handflächen zeigen zueinander

Workout F

Übung	Sätze	Wiederholungen	Pause
Frontkniebeugen	4	8-12	120 sek
Beinpresse	4	8-12	120 sek
Kettlebell-Swings	4	8-12	120 sek

Workout G

Übung	Sätze	Wiederholungen	Pause
Dips	3	8-12	0
Klimmzüge	3	8-12	120 sek
Bankdrücken	3	8-12	0
Vorgebeugtes Langhantelrudern	3	8-12	120 sek
Wood Choppers	3	8-12 pro Seite	0
Planke	3	So lange wie möglich	90 sek

Workout G ist ein Supersatz-Workout, d.h. Sie absolvieren eine Übung und gehen dann direkt zur nächsten Übung über, ohne Pause. Erst wenn Sie die zweite Übung ebenfalls absolviert haben, können Sie für die angegebene Zeit pausieren – das wäre dann 1 Satz.

Beispiel

Athlet X absolviert zunächst 12 Dips. Direkt im Anschluss macht er 12 Klimmzüge. Nun hat er einen Satz durchgeführt – er pausiert 120 Sekunden. Danach führt er diese Kombination erneut durch, bis er drei volle Sätze hinter sich hat und zum nächsten Supersatz (Bankdrücken und Rudern) weitergehen kann.

5.2 Der kompakte Einsteigerplan

Dieser Einsteigerplan dauert nur 12 Wochen und beschränkt sich auf die absoluten Grundübungen. Er ist damit nicht unbedingt schlechter, nur eben weniger umfassend. Die Idee hinter diesem Plan ist es sich auf eine ganz geringe Anzahl an Übungen zu beschränken und diese zu perfektionieren. Das ist deshalb wichtig, weil die hier vorkommenden Grundübungen auch diejenigen mit der größten Hebelwirkung, also mit den besten Erfolgen, sind. Diese Übungen sollten grundsätzlich die Basis jedes Programmes bilden, weshalb die Perfektionierung ihrer Technik besonders wichtig ist.

Die Gewichte steigen bei diesem Plan schneller, weil es weniger Übungen zu beherrschen gilt. Er ist daher eher für diejenigen geeignet, die schon einen gewissen sportlichen Hintergrund haben und schnellere Ergebnisse sehen wollen. Wer in jüngerer Vergangenheit kaum sportlich aktiv war, sollte sich eher an den anderen beiden Einsteigerplänen orientieren.

5.2.1 Woche 1-4

Mo	Di	Mi	Do	Fr	Sa	So
			Woche 1			
WO A	Cardio	WO B	Cardio	WO A	Pause	Pause
			Woche 2			
WO B	Cardio	WO A	Cardio	WO B	Pause	Pause
			Woche 3			
WO A	Cardio	WO B	Cardio	WO A	Pause	Pause
			Woche 4			
WO B	Cardio	WO A	Cardio	WO B	Pause	Pause

Im Gegensatz zum umfassenden Einsteigerplan beginnen wir bei der kompakten Version bereits mit drei Gewichtseinheiten in der Woche. Die Trainingseinheiten werden in zwei Ganzkörperworkouts unterteilt, damit die Workouts kurz bleiben und Überlastungen vermieden werden. Das Cardio ist abermals optional und der Plan kann (bzw. sollte) wie auch schon beim umfassenden Einsteigerplan um die in Kapitel 4.8 erklärten Methoden zum Erlernen von Klimmzügen und Dips erweitert werden.

In den ersten 4 Wochen werden die einzelnen Sätze noch *vor* dem Koordinationsversagen abgebrochen.

Workout A

Übung	Sätze	Wiederholungen	Pause
Kniebeugen	3	15-20	90 sek
Bankdrücken	3	15-20	90 sek
Vorgebeugtes Langhantelrudern	3	15-20	90 sek

Workout B

Übung	Sätze	Wiederholungen	Pause
Kreuzheben	3	15-20	90 sek
Klassisches Drücken	3	15-20	90 sek

5.2.2 Woche 5-8

Mo	Di	Mi	Do	Fr	Sa	So
			Woche 5			
WO C	Cardio	WO D	Cardio	WO C	Pause	Pause
			Woche 6			
WO D	Cardio	WO C	Cardio	WO D	Pause	Pause
			Woche 7			
WO C	Cardio	WO D	Cardio	WO C	Pause	Pause
			Woche 8			
WO D	Cardio	WO C	Cardio	WO D	Pause	Pause

Nun kommen auch Klimmzüge und Dips mit in den Plan und die Wiederholungszahlen gehen in den gewöhnlichen Muskelaufbau-Bereich. Die Sätze werden von nun an bis zum Koordinationsversagen durchgeführt.

Workout C

Übung	Sätze	Wiederholungen	Pause
Kniebeugen	3	8-12	90 sek
Bankdrücken	3	8-12	90 sek
Vorgebeugtes Langhantelrudern	3	8-12	90 sek

Workout D

Übung	Sätze	Wiederholungen	Pause
Kreuzheben	3	8-12	90 sek
Dips	3	8-12*	90 sek
Klimmzüge	3	8-12*	90 sek
Klassisches Drücken	3	8-12	90 sek

* Nutzen Sie eine assistierende Klimmzugmaschine oder ein Crossfit-Band, auf dem Sie die Beine ablegen, wenn Sie ohne Hilfe noch nicht genügend Wiederholungen schaffen

5.2.3 Woche 9-12

Mo	Di	Mi	Do	Fr	Sa	So
Woche 9						
WO E	Cardio	WO F	Cardio	WO G	Pause	Pause
Woche 10						
WO H	Cardio	WO I	Cardio	WO J	Pause	Pause
Woche 11						
WO E	Cardio	WO F	Cardio	WO G	Pause	Pause
Woche 12						
WO H	Cardio	WO I	Cardio	WO J	Pause	Pause

Die Gewichte steigen abermals und die Wiederholungszahlen werden niedriger. Spätestens jetzt werden auch die größten Muskelfasern einbezogen, sodass umfassendere Wachstumsreize gesetzt werden und mehr Kraft aufgebaut wird. Sollten Sie sich allerdings für derart schwere Gewichte noch nicht bereit fühlen oder Gelenkschmerzen spüren, dann bleiben Sie lieber noch für 2-4 Wochen bei moderaten Gewichten im Bereich von 8-12 Wiederholungen.

Um die Verletzungsgefahr zu verringern, enthält jede Woche eine Trainingseinheit mit leichten Gewichten. Das entlastet die Gelenke, fördert die Durchblutung und trainiert die Muskelausdauer.

Workout E

Übung	**Sätze**	**Wiederholungen**	**Pause**
Kniebeugen	3	6-8	90 sek
Bankdrücken	3	6-8	90 sek
Vorgebeugtes Langhantelrudern	3	6-8	90 sek

Workout F

Übung	**Sätze**	**Wiederholungen**	**Pause**
Kreuzheben	3	5	120 sek
Dips	3	5	120 sek
Klimmzüge	3	5	120 sek
Klassisches Drücken	3	5	120 sek

Workout G

Übung	**Sätze**	**Wiederholungen**	**Pause**
Kniebeugen	3	12-15	60 sek
Bankdrücken	3	12-15	60 sek
Vorgebeugtes Langhantelrudern	3	12-15	60 sek

Workout H

Übung	Sätze	Wiederholungen	Pause
Kreuzheben	3	6-8	90 sek
Dips	3	6-8	90 sek
Klimmzüge	3	6-8	90 sek
Klassisches Drücken	3	6-8	90 sek

Workout I

Übung	Sätze	Wiederholungen	Pause
Kniebeugen	3	5	120 sek
Bankdrücken	3	5	120 sek
Vorgebeugtes Langhantelrudern	3	5	120 sek

Workout J

Übung	Sätze	Wiederholungen	Pause
Kreuzheben	3	12-15	60 sek
Klimmzüge	3	12-15*	60 sek
Dips	3	12-15*	60 sek
Klassisches Drücken	3	12-15	60 sek

* Nutzen Sie eine assistierende Klimmzugmaschine oder ein Crossfit-Band, auf dem Sie die Beine ablegen, wenn Sie ohne Hilfe noch nicht genügend Wiederholungen schaffen

5.3 Technikeinheiten

Wie bereits angesprochen ist die Technik der einzelnen Übungen das A und O. Sie zu beherrschen und zu perfektionieren ist eine absolute Hauptaufgabe eines jeden Athleten, um langfristig erfolgreich und mit einem geringen Verletzungsrisiko trainieren zu können. Zu diesem Zweck können die beiden Einsteigerpläne um Technikeinheiten ergänzt werden.

Bei einer Technikeinheit verwendet man nur die leere Langhantelstange oder einen Besenstil und macht damit Wiederholungen von den Übungen, deren Technik man perfektionieren will. Hierfür ist kein Plan erforderlich. Die Wiederholungen müssen auch nicht gezählt werden. Pausenzeiten sind ebenso sekundär wie Satzzahlen. Es geht einzig und allein darum die Technik der Übungen zu verbessern.

Wichtig ist hierbei nicht bis zur Erschöpfung zu trainieren. Man sollte wenn überhaupt nur minimal ins Schwitzen kommen. Zittern oder Muskelbrennen sind an dieser Stelle vollkommen fehl am Platze.

Solche Technikeinheiten können täglich durchgeführt werden – entweder in einigem Abstand zu den normalen Trainingseinheiten oder unmittelbar *davor*.

5.4 Der Weg zum ersten Klimmzug und Dip

Dieser Trainingseinstieg ist speziell für diejenigen gedacht, die noch keine Klimmzüge oder Dips schaffen und nicht wissen wie sie das spezielle Training in einen Plan integrieren sollen.

Um Klimmzüge oder Dips schnellstmöglich zu lernen, werden zwei Trainingsformen kombiniert: **Direktes Training und Assistenztraining**. Beim direkten Training werden wie der Name schon aussagt Klimmzüge und Dips direkt geübt. Halten Sie sich dafür an die Empfehlungen aus Kapitel 4.8 – Bänderhilfe und exzentrische Klimmzüge. Das direkte Training kann theoretisch mehrmals täglich durchgeführt werden, weil hier nicht bis zu Erschöpfung trainiert wird. Da die meisten von uns aber nicht die Möglichkeit haben mehrmals am Tag Klimmzüge oder Dips zu üben, reicht auch eine kurze Einheit pro Tag aus. Diese sollte idealerweise mit 6-8 Stunden Abstand zum Assistenztraining durchgeführt werden. Sollte dies aus organisatorischen Gründen nicht möglich sein, so kann das direkte Training auch unmittelbar *vor* dem Assistenztraining durchgeführt werden.

Beim Assistenztraining werden spezielle Gewichtsübungen genutzt, welche die bei Klimmzügen und Dips genutzten Muskeln trainieren. Hierbei geht es also um den Aufbau von Muskelkraft.

	Mo	**Di**	**Mi**	**Do**	**Fr**	**Sa**	**So**
Morgens	DT	DT	DT	DT	DT	DT	DT
Abends	AT	Cardio	AT	Cardio	AT	Pause	Pause

Diese beispielhafte Trainingswoche können Sie solange durchführen bis Sie 5-6 vollständige, saubere Klimmzüge und Dips beherrschen. Für den durchschnittlichen Athleten dauert das 8-20 Wochen. Es sei angemerkt, dass schwer übergewichtige Menschen zunächst wie in Kapitel 4.11.2 erklärt ihr Körpergewicht senken sollten, da gerade Körpergewichtsübungen wie Klimmzüge oder Dips mit einem hohen Körpergewicht besonders schwer auszuführen bzw. zu erlernen sind. Übrigens kommt deshalb bei diesem Plan dem Cardio auch eine besonders wichtige Rolle zu. Die Reduktion des Körperfettanteils erleichtert sowohl Klimmzüge als auch Dips, sodass Cardio hier Pflicht ist – sofern Sie nicht ohnehin schon schlank sind.

Wenn Sie den ersten Klimmzug bzw. Dip geschafft haben, können Sie zusätzlich zu den exzentrischen und bandunterstützten Wiederholungen auch normale Klimmzüge und Dips – auch wenn es nur 1-2 Wiederholungen am Stück sind - in das direkte Training einbauen. Dadurch werden die Wiederholungszahlen schnell ansteigen. Sobald Sie 5-6 saubere Wiederholungen ohne Hilfe von außen schaffen, können Sie das im Anschluss vorgestellte Programm zur Verdoppelung der Wiederholungszahlen bei Klimmzügen und Dips durchführen.

Direktes Training (DT)

Führen Sie mit jeweils 2 Minuten Pause zwischen den Übungen der Reihe nach aus:

- 5-8 Klimmzüge mit Bänderhilfe
- 5-8 Dips mit Bänderhilfe
- Exzentrische Klimmzüge (so viele Wiederholungen wie möglich ohne Koordinationsversagen)
- Exzentrische Dips (so viele Wiederholungen wie möglich ohne Koordinationsversagen)

Absolvieren Sie 2-3 solcher Zirkel in einer DT-Einheit. Versuchen Sie wann immer möglich die Anzahl der exzentrischen Wiederholungen zu erhöhen, ohne dabei bis zum Muskel- oder Koordinationsversagen zu gehen.

Beginnen Sie bei den Wiederholungen mit Bänderhilfe mit 5 Wiederholungen und erhöhen Sie sie solange bis Sie 8 Wiederholungen erreicht haben. Danach nehmen Sie ein leichteres Kraftband, sodass die Wiederholungszahl wieder reduziert wird. Sobald Sie erneut 8 Wiederholungen damit erreicht haben, können Sie abermals den Bandwiderstand verringern.

Wer übrigens mehrmals täglich direktes Training durchführt, sollte nur einen Durchlauf der Übungsreihe pro Mini-Einheit ausführen.

Assistenztraining (AT)

Beim Assistenztraining werden Gewichtsübungen zur Unterstützung der bei Klimmzügen und Dips involvierten Muskeln durchgeführt. Die Gewichte werden wie üblich steigen und die Wiederholungszahlen sinken. Die Progressionsschritte sind für insgesamt 20 Wochen angegeben. Spätestens dann werden Sie aller Wahrscheinlichkeit nach bereits einige Klimmzüge und Dips beherrschen und können mit dem bereits angesprochenen, im Anschluss vorgestellten Programm fortfahren.

Woche 1-4

Übung	Sätze	Wiederholungen	Pause
Kreuzheben	2	15-20	90 sek
Klassisches Drücken	2	15-20	90 sek
Vorgebeugtes Langhantelrudern	2	15-20	90 sek
Bankdrücken	2	15-20	90 sek

Woche 5-8

Übung	Sätze	Wiederholungen	Pause
Kreuzheben	2	12-15	90 sek
Klassisches Drücken	2	12-15	90 sek
Vorgebeugtes Langhantelrudern	2	12-15	90 sek
Bankdrücken	2	12-15	90 sek

Woche 9-12

Übung	Sätze	Wiederholungen	Pause
Kreuzheben	2	8-12	90 sek
Klassisches Drücken	2	8-12	90 sek
Vorgebeugtes Langhantelrudern	2	8-12	90 sek
Bankdrücken	2	8-12	90 sek

Woche 13-20

Übung	Sätze	Wiederholungen	Pause
Kreuzheben	2	5-8	90 sek
Klassisches Drücken	2	5-8	90 sek
Vorgebeugtes Langhantelrudern	2	5-8	90 sek
Bankdrücken	2	5-8	90 sek

5.4.1 Klimmzug- und Dip-Wiederholungszahlen verdoppeln

Sobald Sie 5-6 saubere Klimmzüge und Dips bewältigen, können Sie mit einem einfachen Programm innerhalb von 30 Tagen Ihre Wiederholungszahlen verdoppeln. In diesen 30 Tagen werden für den Oberkörper ausschließlich Klimmzüge und Dips absolviert. Damit zudem auch der Unterkörper trainiert wird, empfehle ich zusätzlich eine einfache Kniebeugen-Routine mit der Sie Ihre Gewichte ebenfalls in 30 Tagen deutlich steigern können.

20er Kniebeugen-Routine

Die 20er Kniebeugen-Routine wurde von Christian Zippel entwickelt und sie eignet sich aufgrund ihrer Einfachheit perfekt als Ergänzung zum

Oberkörpertraining, für die Ausschüttung von Wachstumshormonen und Testosteron, den Muskelaufbau und natürlich um das Trainingsgewicht beim Beugen zu erhöhen.

Beim 20er Kniebeugen-Programm werden an 6 Tagen pro Woche 20 Kniebeugen durchgeführt. Das Ziel ist es die 20 Kniebeugen *am Stück* zu schaffen. Sobald dieses Ziel erreicht ist, wird das Trainingsgewicht um 5kg erhöht. Durch die Gewichtserhöhung werden die 20 Kniebeugen zwangsläufig auf mehrere Mini-Sätze aufgesplittet. Wie genau Sie die 20 Wiederholungen aufteilen spielt keine Rolle – entscheidend ist, sie *so schnell wie möglich* durchzuführen. Versuchen Sie jeden Tag etwas schneller zu sein, z.B. indem Sie weniger und dafür längere Mini-Sätze durchführen oder die Pausenzeit verkürzen. Sobald Sie erneut 20 Kniebeugen am Stück bewältigen können, wird das Gewicht abermals um 5kg erhöht. Fahren Sie so für insgesamt 30 Tage fort.

Klimmzug-Dip-Routine

Dieses kleine progressive Programm wurde vom Kraftexperten Pavel Tsatsouline entwickelt, um die Wiederholungen bei den Klimmzügen in 30 Tagen zu verdoppeln. Es lässt sich ebenso auf den Dip übertragen. Das Wiederholungsschema sieht folgendermaßen aus:

Tag 1	Tag 2	Tag 3	Tag 4	Tag 5	Tag 6
5/4/3/2/1	5/4/3/2/2	5/4/3/3/2	5/4/4/3/2	5/5/4/3/2	Pause
Tag 7	**Tag 8**	**Tag 9**	**Tag 10**	**Tag 11**	**Tag 12**
6/5/4/3/2	6/5/4/3/3	6/5/4/4/3	6/5/5/4/3	6/6/5/4/3	Pause
Tag 13	**Tag 14**	**Tag 15**	**Tag 16**	**Tag 17**	**Tag 18**
7/6/5/4/3	7/6/5/4/4	7/6/5/5/4	7/6/6/5/4	7/7/6/5/4	Pause
Tag 19	**Tag 20**	**Tag 21**	**Tag 22**	**Tag 23**	**Tag 24**
8/7/6/5/4	8/7/6/5/5	8/7/6/6/5	8/7/7/6/5	8/8/7/6/5	Pause
Tag 25	**Tag 26**	**Tag 27**	**Tag 28**	**Tag 29**	**Tag 30**
9/8/7/6/5	9/8/7/6/6	9/8/7/7/6	9/8/8/7/6	9/9/8/7/6	Pause

Pausieren Sie zwischen den Sätzen 60-90 Sekunden. Nehmen Sie sich im Anschluss an die 30 Tage noch 1-2 Tage frei und testen Sie dann Ihre maximale Klimmzug- und Dip-Wiederholungszahl.

Führen Sie die 20er Kniebeugen an den gleichen Tagen aus an denen Sie auch die Klimmzüge und Dips absolvieren. Es gilt auch hier: Die komplexeste Übung wird stets zuerst ausgeführt. Das heißt zuerst 20 Kniebeugen, dann die 5 Sätze Klimmzüge mit dem tagesaktuellen Wiederholungsschema und erst dann die 5 Sätze Dips mit dem gleichen Wiederholungsschema.

Dieses Programm können Sie auch als fortgeschrittener Athlet benutzen, um Ihre Wiederholungszahlen zu verdoppeln. Nutzen Sie in diesem Fall für die Klimmzüge und Dips einfach ein Zusatzgewicht mit dem Sie zu Beginn des Programms 5-6 saubere Wiederholungen bewältigen können.

5.5 Wie geht es weiter?

Nachdem Sie Ihren ausgewählten Einsteigerplan durchlaufen haben, können Sie entscheiden wie Sie weiter vorgehen möchten. Meiner Erfahrung nach werden Sie noch gute Fortschritte erzielen, wenn Sie weiterhin Ganzkörperpläne absolvieren. Wichtig aber ist es leicht zu variieren, denn der Körper passt sich an bestimmte Belastungen an und stagniert dann in seinen Fortschritten. Die Trainingseinheiten sollten sich also mit der Zeit verändern.

Sie können aber auch ein vollkommen anderes Trainingssystem wählen. Hochfrequenz-, Split-, Kettlebell- oder auch Körpergewichtstraining können Abwechslung und Erfolg bringen. Aus meiner Sicht ist es sehr wichtig Bücher zu den einzelnen Themen zu lesen. Nur so können Sie einen guten Überblick gewinnen, die entsprechenden Zusammenhänge erkennen und auch neu inspiriert werden. Internetforen und -seiten bieten sich zwar ebenfalls an, allerdings werden hier häufig falsche oder unvollständige Informationen verbreitet. Unter den Buch-Autoren findet man da in der Regel schon mehr Kompetenz.

Unter anderem finden Sie in meinem neueren Buch *„Adonis-Guide“* fordernde, hochfrequente Trainingspläne für ein ganzes Jahr, welche sich hervorragend eignen, um nach dem Einstieg große Fortschritte in Sachen Muskelaufbau und Fettabbau zu erzielen.

In diesem Buch hier biete ich Ihnen fünf Pläne für die Zeit nach dem Einstieg an. Drei dieser Pläne verfolgen jeweils ein anderes Ziel: Kraftzuwachs, Muskelaufbau oder Fettabbau.

Hierbei empfiehlt es sich der Reihe nach zu gehen. Ein Muskelaufbautraining ist effektiver, wenn Sie zuvor deutlich an Kraft gewonnen haben und somit schwierigere Gewichte bewegen können. Ebenso lässt sich Fett leichter verbrennen, wenn mehr Muskelmasse vorhanden ist, denn Muskeln verbrauchen als aktives Gewebe selbst im Ruhezustand viel Energie.

Der vierte Plan ist ein HFT-Plan (HFT = Hochfrequenztraining) und kann für alle drei Ziele eingesetzt werden, dient aber primär der Gewöhnung an hohe Trainingsfrequenzen.

Der letzte Plan ist ein Universalplan, der sowohl für Muskelaufbau als auch für Fettabbau eingesetzt und leicht variiert werden kann. Zudem sieht er unabhängig vom Trainingsziel nur drei wöchentliche Trainingseinheiten vor, sodass er speziell für vielbeschäftigte Athleten geeignet ist und daher eine Art Gegenpol zum Hochfrequenztraining darstellt.

All diese Trainingspläne basieren sowohl auf meiner eigenen Trainingserfahrung als auch auf klassische Trainingsmethoden, die schon von zahlreichen Athleten über lange Zeiträume hinweg erfolgreich getestet wurden. Sofern Sie den entsprechenden Willen mitbringen, werden auch Sie damit hervorragende Fortschritte erzielen können.

6 Kraft in Rekordzeit

Stärker zu werden sollte nach dem Trainingseinstieg Ihre höchste Priorität sein. Mit entsprechender Kraft erreichen Sie alle anderen Ziele schneller. Der gesetzte Wachstumsreiz wird mit steigendem Gewicht größer, sodass ein stärkerer Athlet bei korrekter Ernährung mehr Muskelmasse aufbauen kann. Ebenso verbrennt man mit einem höheren Trainingsgewicht deutlich mehr Fett, weil mehr Arbeit verrichtet und daher mehr Energie benötigt wird. Wir sehen also, dass sowohl Fettabbau als auch Muskelaufbau von Kraftzuwächsen profitieren. Demzufolge ist es nur logisch zunächst mit dem Aufbau von Kraft zu beginnen. Dabei gilt es allerdings auch klarzustellen, dass Kraftaufbau und Muskelaufbau nicht wirklich voneinander getrennt werden können. Wer stärker wird baut auch automatisch mehr Muskelmasse auf. Allerdings fallen die Muskelzuwächse bei einem Kraftprogramm in der Regel etwas geringer aus als bei einem richtigen Muskelaufbauprogramm, weil die Muskeln weniger lange unter Spannung gesetzt werden. Dafür werden aufgrund der Kraftzuwächse die Erfolge des im Anschluss folgenden Muskelaufbauprogramms umso größer ausfallen.

Um den Fokus auf Kraftzuwächse zu legen, muss man einerseits die Wiederholungen reduzieren und andererseits die Pausen deutlich erhöhen. Man sollte bei jedem Satz so ausgeruht wie möglich sein, um mit den größtmöglichen Gewichten trainieren zu können. Da es beim Training auf Kraft vor allem auch um eine Konditionierung des ZNS (Zentralnervensystems) geht, sollte Muskelversagen vermieden werden. Es werden Bewegungen und nicht Muskeln trainiert. Eine übermäßige Ausreizung der Muskulatur verlängert nur unnötig die Erholungszeit. Daher wird maximal bis zum Koordinationsversagen trainiert.

Die Ernährung sollte auf Muskelaufbau ausgerichtet werden - näheres dazu im Ernährungskapitel. Allerdings reicht beim Training auf Kraft auch *ein kleiner Kalorienüberschuss* aus, weil es ja primär um den Kraftaufbau und nicht um den Muskelaufbau geht. Wer bei einem Kraft-

Programm zu viele Kalorien konsumiert, läuft Gefahr viel Fett aufzubauen.

6.1 Der Plan für Kraftzuwächse

Der folgende Plan setzt weiterhin auf Ganzkörpertraining, um den Körper im Sinne seiner natürlichen Funktion ganzheitlich zu fordern und ihm ausreichende Ruhephasen einzuräumen. Der Plan besteht im Kern aus einem vierwöchigen Zyklus, der wiederum drei Trainingswochen und eine Regenerationswoche beinhaltet. Diese Regenerationswoche ist wichtig, um dem Zentralnervensystem, welches durch die hohen Gewichte besonders gefordert wird, genügend Zeit zur Regeneration zu geben.

Mo	Di	Mi	Do	Fr	Sa	So
			Woche 1			
Kraft I	Pause	Kraft II	Pause	Kraft I	Pause	Pause
			Woche 2			
Kraft II	Pause	Kraft I	Pause	Kraft II	Pause	Pause
			Woche 3			
Kraft I	Pause	Kraft II	Pause	Kraft I	Pause	Pause
			Woche 4			
WO X	Pause	WO X	Pause	WO X	Pause	Pause
			Woche 5			
Kraft II	Pause	Kraft I	Pause	Kraft II	Pause	Pause
			Woche 6			
Kraft I	Pause	Kraft II	Pause	Kraft I	Pause	Pause
			Woche 7			
Kraft II	Pause	Kraft I	Pause	Kraft II	Pause	Pause
			Woche 8			
WO X	Pause	WO X	Pause	WO X	Pause	Pause

Der Trainingsplan sollte für 8 bzw. maximal 12 Wochen durchgeführt werden, um keine Leistungsplateaus zu erreichen. Danach wechseln Sie am besten zu einem Muskelaufbauprogramm.

Kraft I

Übung	Sätze	Wiederholungen	Pause
Sprungkniebeugen	3	10	90 sek
Kniebeugen	5	5	3 min
Liegestütze mit Sprung	3	10	90 sek
Bankdrücken ODER klassisches Drücken*	5	5	3 min
Vorgebeugtes Langhantelrudern	5	5	3 min
Planke-Zirkel**	3	75 sek	90 sek

*Suchen Sie sich eine Übung nach Ihrem Geschmack aus. Ich empfehle klassisches Drücken, aber wenn Sie Bankdrücken mögen und einen besonderen Fokus auf die Brust legen wollen, können Sie auch Bankdrücken wählen.

**Führen Sie folgenden Übungen hintereinander aus: 15 sek Planke, 15 sek Planke rechter Arm gehoben, 15 sek Planke linker Arm gehoben, 15 sek Planke rechtes Bein gehoben, 15 sek Planke linkes Bein gehoben – dieser Durchgang bildet einen Satz.

Kraft II

Übung	Sätze	Wiederholungen	Pause
Kettlebell-Swings	3	10	90 sek
Kreuzheben	5	5	3 min
Liegestütze mit Sprung	3	10	90 sek
Dips	5	5	3 min
Klimmzüge	5	5	3 min
Rollout	3	So viele wie möglich	90 sek

Workout X

Übung	Sätze	Wiederholungen	Pause
Kniebeugen	3	15	90 sek
Bankdrücken ODER klassisches Drücken	3	15	90 sek
Vorgebeugtes Langhantelrudern	3	15	90 sek
Kreuzheben	3	15	90 sek

Beachten Sie, dass Workout X der Regeneration dient. Behalten Sie daher noch einige Wiederholungen im Tank – nehmen Sie hier also Abstand vom Koordinationsversagen. Es geht nur darum, die Durchblutung in den beteiligten Strukturen anzuregen und dadurch die Regeneration zu fördern.

6.2 Erläuterungen

Den Eckpfeiler dieses Programms bildet das 5x5 System (5 Sätze à 5 Wiederholungen), welches primär von Bill Starr bekannt gemacht wurde. Dieses klassische System erfreut sich seit Generationen größter Beliebtheit beim Kraft- und auch Muskelaufbau – einfach weil es funktioniert. Sofern Sie mit Leib und Seele dabei sind, werden Sie großartige Kraftzuwächse erzielen und sich schon mal darauf einstellen können, in Zukunft deutlich mehr Zeit für die Bestückung der Hantel zu benötigen.

Ausführung 5x5

Es gibt unterschiedliche Methoden zur Ausführung der 5er Sätze. Die meiner Meinung nach beste Methode ist der sogenannte Top-Satz. Das heißt Sie erhöhen im Verlaufe der 5er Sätze stetig das Gewicht um jeweils 2,5-5kg bis Sie im fünften und letzten Satz dann das Höchstgewicht mit dem gerade noch 5 Wiederholungen möglich sind erreichen. So genau lässt sich das dafür notwendige Gewicht natürlich nicht immer vorhersagen, zumal hier auch die Tagesform eine entscheidende Rolle spielt. Im fünften Satz können Sie daher auch etwas weniger oder mehr

Wiederholungen durchführen – 3 bis 6 Wiederholungen sind ein gutes Intervall. Steigern Sie mit jedem Satz das Gewicht und führen Sie dann ausschließlich im fünften und letzten Satz einer Übung so viele Wiederholungen durch bis Sie das Koordinationsversagen erreichen, das heißt keine weitere Wiederholung mit sauberer Technik mehr möglich ist.

Plyometrische Übungen

Zusätzlich zu den Übungen mit schweren Gewichten werden Sie plyometrische Bewegungen absolvieren. Diese bereiten die Muskeln ideal auf hohe Gewichte vor, denn sie trainieren die Explosivität, die auch beim Krafttraining mit hohen Gewichten genutzt wird, um sämtliche motorischen Einheiten einzubeziehen und mehr Kraft entfalten zu können.

Beachten Sie, dass Sie am untersten Punkt einer Bewegung *normalerweise* eine minimale Pause machen sollten, um den Schwung herauszunehmen. Man sollte sich die konzentrische Phase (das Heben des Gewichtes) nicht durch Schummeln erleichtern, da sonst keine effektiven Wachstumsreize gesetzt werden. Die plyometrischen Übungen, die jeweils vor den schweren Übungen durchgeführt werden, bilden hier eine absolute Ausnahme. Plyometrische Übungen sind Kettlebell-Swings, Sprung-Kniebeugen und Sprung-Liegestütze – jeweils mit dem Körpergewicht bzw. einer Kugelhantel, mit der etwa 20 Wiederholungen möglich wären (16kg für Männer bzw. 12kg für Frauen sollten für den Anfang reichen). Bei diesen Übungen pausieren Sie zu keiner Zeit der Bewegung, um den Dehnungsreflex auszunutzen, der stärkere Kontraktionen auslöst und das Zentralnervensystem einbezieht. Zugleich müssen Sie die exzentrische Phase, also das Herabsenken des Gewichts bzw. Ihres Körpers, so schnell wie möglich ausführen, um überhaupt einen Dehnungsreflex auszulösen. Je schnell die exzentrische Phase, desto größer der Dehnungsreflex. Denken Sie dabei an den Arzt, der mit dem Hammer auf die Kniesehne schlägt, um besagten Reflex auszulösen und das Bein zum Ausschlagen zu bringen. Würde er mit dem Hammer nur langsam drücken, so würde es auch keinen Dehnungsreflex geben.

Die Kombination aus plyometrischen Bewegungen und normalen Kraftübungen mit hohen Gewichten führt zu Synergieeffekten und dadurch deutlich größeren Kraftzuwächsen.

Cardio

Ich empfehle Ihnen im Normalfall auf intensives Cardio wie HIIT zu verzichten, denn dieses belastet das ZNS, sodass Sie möglicherweise nicht ausreichend von den Krafteinheiten regenerieren können.

Sollten Sie allerdings eine gute Ausdauer und Regenerationsfähigkeit besitzen, können Ihre Fortschritte von ein bis zwei Sprint-Einheiten (z.B. in HIIT-Form) pro Woche profitieren, weil dadurch die Ausschüttung von Wachstumshormonen und der dynamischen Kraftaufbau gefördert werden. Sprinten stellt eine der natürlichsten Bewegungen überhaupt dar und bildet eine hervorragende Ergänzung zum Kraftaufbau.

Anfänger, also diejenigen, die gerade erst eines der Einsteigerprogramme hinter sich haben und keinen allzu großen sportlichen Hintergrund vorweisen können, sollten aber wie bereits gesagt lieber darauf verzichten, um sich nicht zu überfordern. Stattdessen können Sie entspannte Radtouren oder lockeres Joggen/Schwimmen einbauen, um die Regeneration zu fördern.

7 Schnell Muskelmasse aufbauen

Wenn Sie meinen Empfehlungen gefolgt sind, dann haben Sie zu diesem Zeitpunkt bereits beträchtliche Kraft aufgebaut und vermutlich auch schon einiges an Muskelmasse auf Ihren Körper gepackt. Die nun folgende Phase fokussiert den reinen Muskelaufbau. Sie werden geringere Kraftzuwächse erzielen, dafür aber einiges an Muskelmasse aufbauen.

Das German Volume Training (GVT) ist eine der besten Methoden, um große Muskeln in kurzer Zeit aufzubauen. Dieses Programm sollten Sie maximal 6 Wochen absolvieren – länger lässt sich die hohe Intensität nicht durchhalten, denn es ist der einzige Plan dieses Buches, bei dem bis zum Muskelversagen und darüber hinaus trainiert wird. In der 7. Woche stehen daher leichte Regenerationsworkouts an – das ist die Zeit, in der die Muskeln richtig zu wachsen beginnen.

German Volume Training ist ein absoluter Klassiker unter den Muskelaufbauprogrammen und dennoch vielen Sportlern unbekannt – vermutlich weil es nichts für schwache Nerven ist. Die Struktur ist sehr simpel und leicht zu verstehen. Der gesamte Plan enthält lediglich 6 Übungen. Vielleicht werden Sie sich fragen, ob das nicht zu wenige Übungen sind, aber ich kann Ihnen versprechen, dass die Menge absolut ausreichend ist und wenn Sie eine Woche hinter sich haben, werden Sie dem höchstwahrscheinlich zustimmen.

Außergewöhnliche Zuwächse erfordern auch außergewöhnlichen Einsatz. Dieses Programm bietet enorm viel Potenzial, welches allerdings nur ein besonders starker Wille zu nutzen vermag. Ich will Ihnen nichts vormachen: Es ist brutal. Aber eben auch außergewöhnlich effektiv. Es vermag die Muskeln wirklich schnell wachsen zu lassen und prägt dabei aufgrund seiner Intensität den Charakter, allen voran Disziplin und Überwindungskraft. Wenn Sie bereit sind durch die Hölle zu gehen, dann beginnen Sie mit dem German Volume Training.

7.1 German Volume Training

Wie der Name schon sagt, stammt das System aus dem deutschsprachigen Raum. Der Kern des Ganzen lässt sich wie folgt beschreiben: 10x10.

10 Sätze zu je 10 Wiederholungen pro Übung – das ist German Volume Training. Die hohe Anzahl an Sätzen sorgt für den Ausstoß großer Mengen Wachstumshormone. Pro Muskelgruppe werden Sie nur eine einzige Übung absolvieren. Dadurch kann sich das Zentralnervensystem ganz und gar auf die jeweilige Bewegung konzentrieren. Die koordinative Komponente wird folglich weitestgehend eliminiert und der Körper wird dazu gezwungen Muskelmasse aufzubauen, um stärker zu werden. Sie werden also deutlich größere Massezuwächse als mit vielen verschiedenen Übungen erzielen. Beim German Volume Training sollten Sie mit einem Gewicht beginnen, mit dem Sie etwa 20 Wiederholungen am Stück schaffen. Das klingt nach einem leichten Gewicht, einem zu leichten Gewicht für Muskelaufbau, aber durch die kurzen Pausen wird es bereits ab dem 3. Satz schwierig. Nach dem 6. Satz werden die Muskeln brennen - nur ein kompromissloser Wille kann hier weiterhelfen. Vor allem in den letzten 2-3 Sätzen entscheidet sich, ob Sie großartige Zuwächse erzielen werden oder auf der Stelle herumtreten. Wenn das Fleisch versagt, muss der Geist zur Hochform auflaufen und den Körper über seine Grenzen bugsieren. Wenn Sie das schaffen, können Sie mit Zuwächsen in Höhe von 2-4 kg Magermasse (Muskeln) rechnen, sofern Sie Ihre Ernährung auf Muskelaufbau ausrichten (siehe Ernährungskapitel). In Kapitel 4.1 habe ich vor Muskelversagen gewarnt und erklärt, dass Koordinationsversagen sinnvoller sei. Dieses Programm allerdings funktioniert aufgrund seiner niedrigen Trainingsfrequenz nur mit Muskelversagen. Speziell in den letzten 2-3 Sätzen wird der Körper seinen Dienst versagen – das ist die Zeit, in der der Geist zum Hauptantrieb wird. Die Muskeln werden brennen, der Schweiß läuft ununterbrochen, das Atmen fällt schwerer, der Geist wird mürbe. Dieses Gefühl ist das pure Leben! In diesen Augenblicken werden Sie dazu gezwungen hundertprozentig auf die Gegenwart fokussiert zu sein. Es ist eine unver-

gleichliche Charakterprüfung! Wer langfristig mit Muskelversagen trainiert, erhöht die Verletzungsgefahr drastisch. Für wenige Wochen allerdings ist das Training zum Muskelversagen eine Reifeprüfung, Training für den Charakter. Es hilft dabei Grenzen als Chancen anzusehen und führt nicht zuletzt auch zu Gelassenheit und Selbstvertrauen. Wenn man eine 100kg schwere Hantel auf dem Rücken hat und damit obwohl der Körper schon nach der fünften Wiederholung komplett am Ende ist und sich eine Art Taubheit ausbreitet trotzdem noch die vollen 10 Wiederholungen bewältigt, dann kommen einem sämtliche Alltagssorgen schlagartig deutlich weniger dramatisch vor. Alle Pseudo-Probleme verlieren an Bedeutung, Ängste verblassen – man wird „tougher" und sich seiner eigenen Stärke vor allem auch bewusst. Ein unbeschreibliches Gefühl! Gut dosiert eingesetzt kann Muskelversagen im Rahmen solcher extremen Programme also eine sehr gute Hilfe sein, nicht nur um körperlich, sondern vor allem auch um geistig zu wachsen. Auf Sicherheitsmaßnahmen wie z.B. kompetente Helfer oder Sicherungshalterungen sollte man vorher allerdings trotzdem achten. Dieses Training bringt den Körper an seine Grenzen und es ist keine gute Idee ohne Absicherung freie Kniebeugen bis zum absoluten Versagen durchzuführen.

Mo	Di	Mi	Do	Fr	Sa	So
Woche 1						
Oberkörper	Pause	Beine	Pause	Arme	Pause	Pause
Woche 2						
Oberkörper	Pause	Beine	Pause	Arme	Pause	Pause
Woche 3						
Oberkörper	Pause	Beine	Pause	Arme	Pause	Pause
Woche 4						
Oberkörper	Pause	Beine	Pause	Arme	Pause	Pause
Woche 5						
Oberkörper	Pause	Beine	Pause	Arme	Pause	Pause
Woche 6						
Oberkörper	Pause	Beine	Pause	Arme	Pause	Pause
Woche 7						
WO X	Pause	WO X	Pause	WO X	Pause	Pause

Wer sich besonders schnell erholt, kann die Beine auf Dienstag und die Arme auf Donnerstag legen und das System im 5-Tage-Zyklus absolvieren. Die Meisten fahren allerdings mit einem 7-Tage-Zyklus besser, da alleine der Bein-Tag starken Muskelkater auslöst – wundern Sie sich nicht, wenn Sie ein paar Tage lang leicht humpeln.

Wenn Sie mögen, können Sie noch beliebiges Bauchmuskeltraining hinzufügen - entweder an Pausentagen oder am Ende der Workouts.

Oberkörper

Übung	Sätze	Wiederholungen	Pause
Bankdrücken	10	10	0
Vorgebeugtes Langhantelrudern	10	10	90 sek

Beine

Übung	Sätze	Wiederholungen	Pause
Kniebeugen	10	10	90 sek
Beincurls	10	10	60 sek

Ich empfehle grundsätzlich das GVT in Form von Supersätzen zu absolvieren. Allerdings sind die Kniebeugen derart hart, dass sie absolute Aufmerksamkeit erfordern. Es darf Sie nichts aus der Konzentration bringen, Sie müssen vollkommen bei der Sache sein. Aus diesem Grund rate ich am Bein-Tag von Supersätzen ab.

Arme

Übung	Sätze	Wiederholungen	Pause
Dips (möglichst aufrecht)	10	10	0
Klimmzüge im Untergriff*	10	10	90 sek

**Die Handflächen zeigen zum Körper und die Arme sind etwa schulterbreit auseinander*

Wer keine 20 Dips und Klimmzüge am Stück bewältigen kann und keine Klimmzug-/Dipmaschine bzw. Kraftbänder zur Verfügung hat, sollte auf Liegestütze mit nah beieinander liegenden Händen (je enger die Hände zusammengeführt werden, desto stärker wird der Trizeps beansprucht und desto schwieriger wird die Übung) und Langhantelcurls umsteigen.

Workout X

Übung	Sätze	Wiederholungen	Pause
Kniebeugen	3	15-20	60 sek
Bankdrücken	3	15-20	60 sek
Vorgebeugtes Langhantelrudern	3	15-20	60 sek

Nutzen Sie ein Gewicht, mit dem 20-25 Wiederholungen möglich wären und lassen Sie beim Ausführen der Sätze stets noch 1-3 Wiederholungen in Reserve.

7.2 Anmerkungen

Dieser Plan entfaltet sein volles Potenzial erst mit höheren Gewichten, sodass ich Ihnen auch an dieser Stelle nochmals nahelegen möchte zunächst die Kraftaufbau-Phase zu absolvieren.

Wenn Sie alles richtig gemacht haben, dann werden Sie 2-4 kg Muskelmasse aufbauen können. Sollten Ihre Zuwächse geringer ausgefallen sein, haben Sie sich wahrscheinlich entweder nicht genügend reingehängt oder Sie haben sich falsch ernährt. Vergessen Sie nicht, dass beim German Volume Training vor allem mental trainiert wird. Große Zuwächse können hier nur mit einem starken Willen erzielt werden. In Kapitel 13 sehen wir uns mentale Trainingsbooster an. Die dort vorgestellten Techniken sollten beim German Volume Training *unbedingt* eingesetzt werden! Sie werden einen wesentlichen Teil dazu beitragen, dass dieses Programm für Sie funktioniert. Darüber hinaus können Muskeln nur mit der richtigen Ernährung und ausreichend Kalorien aufgebaut werden. Gerade bei diesem Programm werden durch die intensiven Wachstumsreize große Mengen Nahrung benötigt. Mehr dazu finden Sie im entsprechenden Ernährungskapitel. Nun widmen wir uns zunächst dem Fettabbau, den Sie am besten stets nach der Massephase angehen, da effektiver Muskelaufbau in der Regel auch mit leichtem Fettaufbau einhergeht.

8 Der Weg zum Sixpack

Der Traum aller Männer! Ein starkes, sichtbares Sixpack mit sich herumzutragen ist ein tolles Gefühl, aber der Weg dorthin ist auch dementsprechend anstrengend. Beim Fettabbau ist Disziplin ein sehr wichtiger Faktor, denn man muss bezüglich der Kalorien unter seinem Tagesbedarf bleiben, um die Fettpolster zu attackieren. Hierfür spielt die Ernährung natürlich eine wichtige Rolle, die aber erst im 11. Kapitel erläutert wird. Zunächst konzentrieren wir uns auf das entsprechende Training. Dieses soll einerseits den Körper davon überzeugen, dass die vorhandene Muskelmasse dringend benötigt wird und er sie keinesfalls abbauen darf, und andererseits den Stoffwechsel beschleunigen, um auch im Ruhemodus einen erhöhten Kalorienverbrauch zu haben und so Fett zu verheizen. Intervalltraining und ähnliche Trainingsformen bezwecken eine extreme Stoffwechselbeschleunigung während zusätzliches schweres Gewichtstraining den Körper am Abbau von Muskelmasse hindert und durch die entstandenen Schäden an den Muskeln den Stoffwechsel weiter beschleunigt.

Der folgende Plan bezieht verschiedene Werkzeuge zum Fettabbau ein. Wenn Sie ihn diszipliniert befolgen und sich entsprechend ernähren, werden Ihre Fettpolster schmelzen und einen starken Waschbrettbauch enthüllen.

8.1 Training zum Fettabbau

Um den Stoffwechsel an der Verlangsamung zu hindern bzw. ihn zu beschleunigen, ist eine höhere Trainingsfrequenz und -intensität erforderlich. Dafür werden die einzelnen Einheiten kürzer sein. Der Plan sieht an manchen Trainingstagen zwei Einheiten vor – sollte dies organisatorisch nicht möglich sein, kann die Fettverbrennungseinheit (Sprints, Swings etc.) auch direkt *nach* dem Gewichtstraining durchgeführt werden.

Sollten Sie zu Beginn des Planes noch eine mangelhafte Ausdauer haben, macht es Sinn zunächst langsam einzusteigen. Streichen Sie dazu die Burpees am Dienstag (Bu I) und die Swings am Donnerstag (Sw II). Schon nach kurzer Zeit werden Sie dann fit genug sein, um das komplette Programm absolvieren zu können.

	Mo	Di	Mi	Do	Fr	Sa	So
Woche 1							
morgens	Sw I	Bu I	Sp	Sw II	Bu II	Pause	Schw
abends	WO A	Pause	WO B	Pause	WO C	WO D	Pause
Woche 2							
morgens	Sw I	Bu I	Sp	Sw II	Bu II	Pause	Schw
abends	WO A	Pause	WO B	Pause	WO C	WO D	Pause
Woche 3							
morgens	Sw I	Bu I	Sp	Sw II	Bu II	Pause	Schw
abends	WO A	Pause	WO B	Pause	WO C	WO D	Pause
Woche 4							
morgens	Sw I	Bu I	Sp	Sw II	Bu II	Pause	Schw
abends	WO A	Pause	WO B	Pause	WO C	WO D	Pause
Woche 5							
morgens	Sw I	Bu I	Sp	Sw II	Bu II	Pause	Schw
abends	WO A	Pause	WO B	Pause	WO C	WO D	Pause
Woche 6							
morgens	Sw I	Bu I	Sp	Sw II	Bu II	Pause	Schw
abends	WO A	Pause	WO B	Pause	WO C	WO D	Pause
Woche 7							
morgens	Sw I	Bu I	Sp	Sw II	Bu II	Pause	Schw
abends	WO A	Pause	WO B	Pause	WO C	WO D	Pause
Woche 8							
morgens	Sw I	Bu I	Sp	Sw II	Bu II	Pause	Schw
abends	WO A	Pause	WO B	Pause	WO C	WO D	Pause
Woche 9							
morgens	Sw I	Bu I	Sp	Sw II	Bu II	Pause	Schw
abends	WO A	Pause	WO B	Pause	WO C	WO D	Pause
Woche 10							
morgens	Sw I	Bu I	Sp	Sw II	Bu II	Pause	Schw
abends	WO A	Pause	WO B	Pause	WO C	WO D	Pause

Spätestens nach 10 Wochen sollten Sie den Plan wechseln und wieder auf Muskel- bzw. Kraftaufbau trainieren. Vergessen Sie nicht, was wir in Kapitel 4.10 besprochen haben: Der Körper fährt den Stoffwechsel herunter, wenn eine Diät (Fettabbau-Phase) zu lange andauert. Wenn Sie sich länger als 10 Wochen im Kaloriendefizit befinden, wird der Fettabbau zunehmend ineffizienter. Beugen Sie dem vor indem Sie nach 10 Wochen die Kalorienzufuhr für eine Weile wieder erhöhen und dabei versuchen Muskeln und Kraft aufzubauen.

Workout A

Übung	Sätze	Wiederholungen	Pause
Kniebeugen	5	3/5/8/10/15	120 sek
Dips	5	5	0
Klimmzüge	5	5	120 sek
Beinheben (hängend)	4	So viele wie möglich	90 sek

Führen Sie die Kniebeugen im angegebenen Pyramidenschema durch. Reduzieren Sie mit jedem Satz das Gewicht um 2,5-5kg, sodass Sie in allen Sätzen mit sauberer Technik gerade noch die angegebene Wiederholungszahl (+-1) schaffen. Zu Anfang werden Sie hier vielleicht etwas probieren müssen, doch spätestens nach der ersten Woche werden Sie Ihre Trainingsgewichte gut abschätzen können.

Nutzen Sie für die Klimmzüge und Dips ein Gewicht mit dem Sie in allen Sätzen maximal 5 Wiederholungen schaffen. Sobald Sie 5 Wiederholungen in jedem Satz bewältigt haben, können Sie für jede der beiden Übungen 2,5kg Gewicht hinzufügen und dann mit diesem Gewicht erneut solange trainieren, bis Sie abermals 5 Wiederholungen in jedem Satz bewältigen können.

Achtung: Die 5er Sätze sind hier *nicht* die gleichen wie beim Kraftaufbau-Programm in Kapitel 6. Dort wurde das Gewicht mit jedem Satz gesteigert, während hier alle 5 Sätze mit *ein und demselben Gewicht* durchgeführt werden. Nutzen Sie hierfür ein Gewicht, mit dem Sie ca. 7 Wiederholungen schaffen.

Workout B

Übung	Sätze	Wiederholungen	Pause
Kreuzheben	5	3/5/8/10/15	120 sek
Klassisches Drü-cken	5	3/5/8/10/15	120 sek
Rollouts	4	So viele wie mög-lich	90 sek
Seitliche Planke	3 pro Seite	So lange wie mög-lich	30 sek

Gehen Sie beim Pyramidenschema genauso wie bei den Kniebeugen in Workout A vor.

Workout C

Übung	Sätze	Wiederholungen	Pause
Frontkniebeugen	5	3/5/8/10/15	120 sek
Bankdrücken	5	5	0
Vorgebeugtes Langhantelrudern	5	5	120 sek

Nutzen Sie für dieses Workout das gleiche Schema und die gleiche Vorgehensweise wie in Workout A.

Workout D

Übung	Sätze	Wiederholungen	Pause
Frontkniebeugen	3	15-20	60 sek
Liegestütze	3	15-20	60 sek
Rumänisches Kreuzheben	3	15-20	60 sek
Wood Choppers	3	8-12 pro Seite	0
Planke	3	So lange wie mög-lich	90 sek

Dieses Workout dient vornehmlich der Regeneration und der Durchblutung der Muskulatur. Halten Sie daher bei den Frontkniebeugen, den Liegestützen und beim Rumänischen Kreuzheben Abstand zum Koordinationsversagen, d.h. nutzen Sie ein Gewicht mit dem über 20 Wiederholungen möglich wären.

Sollten Sie nicht genügend Liegestütze schaffen, so können Sie die Hände höher platzieren oder die Liegestütze auf Knien absolvieren, um den Widerstand zu verringern.

Sw(ings) I

Die Swings werden in diesem Workout in Form von Intervallen durchgeführt. Es dauert lediglich 4 Minuten – und darüber werden Sie froh sein! Absolvieren Sie die Kettlebell-Swings im Tabata-Stil, das heißt 20 Sekunden lang volle Power gefolgt von 10 Sekunden Pause für insgesamt 8 aufeinanderfolgende Durchgänge.

Nutzen Sie für den Einstieg 16kg (Männer) bzw. 12kg (Frauen). Erhöhen Sie das Gewicht, wenn das Workout zu leicht wird. Sollten Sie keine Kettlebell zur Verfügung haben, tut es auch eine Kurzhantel.

Sw(ings) II

Im zweiten Kettlebell-Workout setzen wir einfach 75 Wiederholungen als Ziel fest. Führen Sie die 75 Wiederholungen so schnell möglich durch – das heißt Sie pausieren nur so viel wie unbedingt nötig.

Sie sollten mit dem Trainingsgewicht 15-25 Wiederholungen am Stück schaffen – für Männer empfehlen sich wie beim ersten Swing-Workout 16kg und für Frauen 12kg als Einstieg. Sobald Sie mehr als 30 Wiederholungen am Stück schaffen, erhöhen Sie das Gewicht um 4kg.

Notieren Sie sich Ihre Zeit für die 75 Wiederholungen und versuchen Sie jede Woche ein bisschen schneller zu sein.

Bu(rpees) I

Beim ersten Burpee-Workout werden Sie in 5 Minuten so viele Burpees wie möglich ausführen. So einfach aber zugleich effektiv ist es. Notieren Sie sich die Zahl, die Sie erreicht haben, und versuchen Sie sich jede Woche erneut zu übertreffen.

Bu(rpees) II

Versuchen Sie so schnell wie möglich 75 Burpees zu absolvieren. Messen Sie die Zeit und versuchen Sie sich jede Woche zu übertreffen.

Sp(rints)

Absolvieren Sie 7 Sprints über circa 30 Meter. Gehen Sie nach einem Sprint in einem langsamen Tempo zurück zur Ausgangsposition und starten dann sofort den nächsten Sprint. Wenn ihre Ausdauer steigt, können Sie die Distanz der Sprints erhöhen, mehr Sprints absolvieren oder auch Hügel- bzw. Treppensprints durchführen.

Schw(immen)

Nachdem Sie die ganze Woche hart geschuftet haben, ist es nun an der Zeit zu entspannen. Schwimmen Sie mit niedriger Intensität für 20-30 Minuten und entspannen Sie dabei.

Schwimmen ist hierbei eine besonders gute Aktivität, weil aufgrund des Auftriebs die Gelenke geschont werden und durch den Wärmeentzug trotzdem viel Energie verbraucht wird. Sie können alternativ aber auch eine entspannte Radtour unternehmen.

8.2 Pausenzeit

Das Training verfolgt letztendlich ein Ziel: Den Körper (und Geist) fördern. Um ihn zu fördern müssen wir ihn fordern und für ambitionierte Ziele gelegentlich auch Grenzen überschreiten. Der Punkt aber ist, dass es irgendwann auch zu viel des Guten wird. Gerade beim Abnehmen wird für den Nachbrenneffekt eine hohe Trainingsintensität gefordert, welche auch durch den Umstand ein Kaloriendefizit erzeugen zu müssen zur Erschöpfung von Körper und Geist führt. Bei den vorherigen beiden Plänen zum Kraft- und Muskelzuwachs wurden die Pausenphasen bereits vorgegeben. Allerdings reagiert jeder Mensch aufgrund unterschiedlicher genetischer und sportlicher Voraussetzungen anders auf die geforderte Trainingsintensität, sodass verschiedene Menschen auch zu unterschiedlichen Zeitpunkten eine Pause benötigen. Speziell beim Fettabbau lässt sich nur schwer eine zuverlässige Aussage darüber treffen, wann eine Pause benötigt wird, denn hier spielt die Ernährung, beispielsweise in Form der zugeführten Kalorien- aber auch Mikronährstoffmengen, bei der Zermürbung eine entscheidende Rolle. Aus diesem Grund habe ich im Plan keine Pausenwoche angegeben, denn Sie müssen hier selbst entscheiden ob und wann Sie eine Pause benötigen. Sie haben bei Ihrem bisherigen Training, sofern Sie sich an die Grundprinzipien gehalten haben, ein gutes Gefühl für Ihren Körper entwickeln können. Es wird nun Zeit, dass Sie Ihrer Intuition vertrauen und sich dann eine Pause nehmen, wenn Sie der Meinung sind eine zu benötigen. Ihr Körper wird sich bemerkbar machen. Wenn Sie merken, dass Sie tagsüber müder werden, unruhiger schlafen, einen erhöhten Ruhepuls haben, weniger Hunger verspüren oder generell etwas antriebsloser sind und andere Ursachen wie Krankheit oder Arbeitsstress ausgeschlossen werden können, dann legen Sie eine Pause von wenigen Tagen bis hin zu einer ganzen Woche (je nach Gefühl) ein.

Die genannten Symptome treten in der Regel verstärkt dann ein, wenn sich Athleten schlecht ernähren und ein stressiges Leben führen, sodass ihre Regenerationsfähigkeit gehemmt wird. Die Ernährungsrichtlinien im

11. und die Regenerationstipps im 12. Kapitel werden Ihnen dabei helfen besser von den Workouts zu regenerieren. Vergessen Sie aber dennoch nicht die Möglichkeit einer Pause, sofern Sie denn wirklich notwendig ist. Treten oben genannte Symptome ein oder kommen Ihre Fortschritte zum Erliegen, dann nehmen Sie sich eine Pause, machen Sie ein paar Tage Urlaub vom Training und entspannen Sie. Ein schlechtes Gewissen ist fehl am Platze – Sie sammeln körperliche und geistige Energie, die Sie nach der Pause wieder entladen können. Häufig kommt es sogar vor, dass der Körper in der Pause erst richtige Leistungszuwächse erzielt – ganz wie beim German Volume Training.

9 HFT – Hochfrequenztraining für maximale Erfolge

In den letzten Jahren habe ich die unterschiedlichsten Trainingssysteme ausprobiert, aber bisher konnte mir keines auch nur Ansatzweise derart große Erfolge bringen wie Hochfrequenztraining. Diese Trainingsform ist nicht nur für große Erfolge bezüglich Muskelaufbau, Kraftaufbau und Fettabbau ideal, sondern auch für die geistige Entwicklung. Training ist vor allem eine Investition in die eigene Entwicklung. Ebenso wie Schule, Uni, Sprachkurse, Bücher und so weiter, geht es beim Training letztendlich darum im Leben voranzukommen. Training ist ein Teil des Lebens und sollte daher (zumindest meiner Meinung nach) auch einen höheren Sinn verfolgen als ein ästhetisch ansprechendes Äußeres zu schaffen. Um dauerhaft motiviert trainieren zu können, muss man sich einen entsprechenden entwicklungsorientierten Lebensstil aneignen. Hat man das einmal geschafft, hat man seine Trägheit hinter sich gelassen und die Entwicklung lieben gelernt, so lässt man sich nicht mit 3-4 Trainingseinheiten in der Woche abspeisen – man will jeden verdammten Tag trainieren und seinen Körper fördern.

Hochfrequenztraining ist also eher eine Philosophie als ein Trainingsprogramm. Für mich persönlich war der Umstieg auf hochfrequentes Training einer der bisher größten und wichtigsten Entwicklungsschritte in meinem gesamten Leben und ich kann jedem nur wärmstens empfehlen es zumindest einmal zu versuchen.

Um Missverständnissen vorzubeugen: Hochfrequenztraining ist NICHT das „ultimative System“. Es gibt viele gute Trainingssysteme und man kann mit fast allen von ihnen gute Erfolge erzielen. Manch einer hat diverse Verpflichtungen und ist daher mit einer niedrigen Trainingsfrequenz besser bedient. Hochfrequenztraining ist für diejenigen das „ideale System“, die das Training lieben und häufig trainieren *wollen*.

Die Panikmache vor dem Übertraining hat dazu geführt, dass sich manche Athleten, die voller Tatendrang sind und am liebsten mehrmals täglich ans Eisen wollen, unnötig selbst bremsen. Schluss damit, leben Sie Ihre Leidenschaften aus!

Wenn Sie diesen HFT-Trainingsplan richtig durchziehen und sich sauber ernähren, können Sie hervorragende Erfolge erzielen. Deutliche Kraftanstiege, Muskelzuwächse bzw. Fettverluste sind einzuplanen. Ich habe sogar festgestellt, dass aufgrund der hohen Trainingsfrequenz bei diesem Programm Muskelaufbau und Fettabbau gleichzeitig ablaufen können. Normalerweise setzt man über die Ernährung bzw. Kalorienzufuhr den Schwerpunkt entweder auf Muskelaufbau *oder* Fettabbau. Möchte man allerdings beides, weil man grundsätzlich schon mit seiner Körperzusammensetzung zufrieden ist und diese lediglich optimieren möchte, so kommt man mit konventionellen Methoden nicht weiter – mit dem HFT-Programm hingegen schon, weil der Körper durch die chronische Basisbelastung, also durch das zum Alltag gewordene Training, merkt, dass er dauerhaft mehr Muskeln benötigt und entsprechend reagiert. Wichtig ist hierbei, dass man sich an die goldenen Ernährungsregeln (folgen in Kapitel 11.1) hält und zudem ein sogenanntes Carb-Cycling durchführt. Erhöhen Sie hierfür die Menge an komplexen Kohlenhydraten an den Tagen mit den Haupteinheiten und verringern Sie die Kohlenhydrate an den anderen vier Wochentagen – bei gleichzeitiger leichter Erhöhung der Fettzufuhr. Gehen Sie hierbei intuitiv vor und rechnen Sie nicht zu viel – beobachten Sie die Fortschritte und regulieren Sie dann gegebenenfalls die Kalorienzufuhr. Das Carb-Cycling ist hier an den speziellen HFT-Trainingsplan angepasst. Wie man die Ernährung generell anpasst, um Muskeln aufzubauen und gleichzeitig Fett abzubauen, erfahren Sie in Kapitel 11.6.3. Dort sehen Sie auch welche Bedingungen erfüllt werden müssen, um gleichzeitig Muskeln auf- und Fett abzubauen.

Das HFT-Programm in diesem Kapitel ist auf 9 Wochen ausgelegt – 8 Trainingswochen gefolgt von einer Regenerationswoche. Eigentlich ist es eher eine Herausforderung als ein gewöhnliches Programm. Schaffen

Sie es die Herausforderung zu bestehen und bis zum Ende der acht Wochen intensiv trainierend am Ball zu bleiben, werden Sie großartige Fortschritte erzielen. Wie mittlerweile bekannt ist, treten die größten Erfolge was Muskel- und Kraftaufbau angeht nicht unbedingt in den Trainingswochen selbst auf, sondern in der darauf folgenden Regenerationszeit. Wenn Sie das Programm nämlich richtig durchgeführt haben, werden Sie sehr viele sich akkumulierende Wachstumsreize gesetzt haben. Es kommt dann am Ende des Programms zu einer Art Überschwingen, das heißt der Körper nutzt die Ruhephase zur Adaption und die Muskeln wachsen weiter. Das Prinzip kennen Sie bereits aus den anderen Plänen, es ist aber beim Hochfrequenztraining aufgrund der häufigen Trainingseinheiten ganz besonders wichtig. Nehmen Sie daher unbedingt eine Regenerationswoche und ernähren Sie sich weiterhin sauber, um die vollen Vorzüge des Programmes genießen zu können.

	Mo	**Di**	**Mi**	**Do**	**Fr**	**Sa**	**So**
Woche 1							
morgens	KKL	KKL	KKL	KKL	KKL	KKL	KKL
abends	WO A	Pause	WO B	Pause	WO C	Pause	Pause
Woche 2							
morgens	KKL	KKL	KKL	KKL	KKL	KKL	KKL
abends	WO D	Pause	WO E	Pause	WO F	Pause	Pause
Woche 3							
morgens	KKL	KKL	KKL	KKL	KKL	KKL	KKL
abends	WO A	Pause	WO B	Pause	WO C	Pause	Pause
Woche 4							
morgens	KKL	KKL	KKL	KKL	KKL	KKL	KKL
abends	WO D	Pause	WO E	Pause	WO F	Pause	Pause
Woche 5							
morgens	KKL	KKL	KKL	KKL	KKL	KKL	KKL
abends	WO A	Pause	WO B	Pause	WO C	Pause	Pause
Woche 6							
morgens	KKL	KKL	KKL	KKL	KKL	KKL	KKL
abends	WO D	Pause	WO E	Pause	WO F	Pause	Pause
Woche 7							
morgens	KKL	KKL	KKL	KKL	KKL	KKL	KKL
abends	WO A	Pause	WO B	Pause	WO C	Pause	Pause

Woche 8							
morgens	KKL	KKL	KKL	KKL	KKL	KKL	KKL
abends	WO D	Pause	WO E	Pause	WO F	Pause	Pause
Woche 9							
	WO X	Pause	WO X	Pause	WO X	Pause	Pause

Das HFT-Programm ist in zwei Teile gegliedert: 3 Haupteinheiten und 7 Ergänzungseinheiten.

Eine optimale Trainingsaufteilung wäre es die Ergänzungseinheiten jeden Tag direkt nach dem Aufstehen und die Haupteinheiten am späten Nachmittag durchzuführen. Notfalls können Sie das natürlich auch umkehren, aber die Haupteinheiten sollten immer im Abstand von mindestens 6 Stunden zu den Ergänzungseinheiten erfolgen. Zwischen den Haupteinheiten wiederum sollte jeweils mindestens ein freier Tag liegen – beispielsweise Workout I am Montag, Workout II am Mittwoch und Workout III am Freitag wie im Plan angegeben.

9.1 HFT Haupteinheiten

Die Haupteinheiten sind grundsätzlich Ganzkörpereinheiten. Sie sehen noch relativ unspektakulär aus - nur Geduld, das Besondere sind die Ergänzungseinheiten, die weiter unten vorgestellt werden. Die Haupteinheiten sind so ausgelegt, dass die Gewichte im Verlaufe einer Woche niedriger und die Wiederholungszahlen höher werden. Dadurch wird der Körper umfassender trainiert, das Zentralnervensystem geschont und Stagnation vorgebeugt.

Workout A

Übung	Sätze	Wiederholungen	Pause
Kniebeugen	3	5	120 sek
Klassisches Drücken	3	5	90 sek
Vorgebeugtes Langhantelrudern	3	5	90 sek
Wood Choppers	3	10 pro Seite	60 sek

Workout B

Übung	Sätze	Wiederholungen	Pause
Kreuzheben	3	6-8	120 sek
Dips	3	6-8	90 sek
Rollout	3	10	60 sek

Workout C

Übung	Sätze	Wiederholungen	Pause
Frontkniebeugen	3	9-12	90 sek
Bankdrücken	3	9-12	90 sek
Vorgebeugtes Langhantelrudern (Untergriff)*	3	9-12	90 sek
Beinheben (hängend)	3	10	60 sek

*Handflächen zeigen vom Körper weg

Workout D

Übung	Sätze	Wiederholungen	Pause
Kreuzheben	3	5	120 sek
Dips	3	5	90 sek
Woodchoppers	3	10 pro Seite	60 sek

Workout E

Übung	Sätze	Wiederholungen	Pause
Kniebeugen	3	6-8	120 sek
Klassisches Drücken	3	6-8	90 sek
Vorgebeugtes Langhantelrudern	3	6-8	90 sek
Beinheben (hängend)	3	10	60 sek

Workout F

Übung	Sätze	Wiederholungen	Pause
Rumänisches Kreuzheben	3	9-12	90 sek
Bankdrücken	3	9-12	90 sek
Rollouts	3	10	60 sek

9.2 HFT Ergänzungseinheiten

Bisher haben wir noch einen normalen (und dennoch effektiven) Ganzkörpertrainingsplan. Doch geht es bei diesem Programm nicht um gute Erfolge, sondern um außergewöhnliche. Es geht darum Grenzen zu überwinden und den Körper zu umfassendem Wachstum zu zwingen. An dieser Stelle setzt das progressive Ergänzungsprogramm ein. Es trägt den Namen KKL, der aus den Namen der involvierten Übungen resultiert:

- Klimmzüge
- Kniebeugen
- Liegestütze

Beim Krafttraining steht und fällt der Fortschritt immer mit der Progression. Es geht darum, beim nächsten Mal mehr Arbeit zu verrichten als zuvor. Demnach wird auch das Ergänzungsprogramm progressiv gehandhabt. Dies geschieht über die Wiederholungszahl und zwar wie folgt:

Beginnen Sie am ersten Tag des HFT-Programms mit 5 Klimmzügen, 10 Liegestützen und 15 Kniebeugen. Erhöhen Sie die Wiederholungszahl jeder Übung mit jedem neuen Tag um eins. Am zweiten Tag sind es also 6 Klimmzüge, 11 Liegestütze und 16 Kniebeuge, am letzten Tag 60 Klimmzüge, 65 Liegestütze und 70 Kniebeugen. Die Wiederholungen müssen dabei natürlich nicht am Stück absolviert werden. Sie können sie auf so viele Mini-Sätze wie nötig aufteilen. Wenn Sie 30 Klimmzüge machen müssen, können Sie beispielsweise 6 Mini-Sätze zu je 5 Wiederholungen durchführen oder Sie können ganz simpel in jedem Satz so viele Wiederholungen wie möglich machen bis Sie die 30 Wiederholungen geschafft haben.

Wie Sie die Wiederholungen aufteilen spielt keine große Rolle, sofern Sie die tagesaktuelle Wiederholungszahl so schnell wie möglich und in einer Einheit (also *nicht* über den Tag verteilt) durchführen.

Wer weniger als 10 saubere Klimmzüge am Stück schafft, sollte die Wiederholungszahlen jeweils um 5 reduzieren, das heißt 10 Kniebeugen, 5 Liegestütze und 1 Klimmzug am ersten Tag.

Seinen Ursprung hat dieses Programm bei Chad Waterbury, der es erfolgreich an seinen Klienten getestet hat. Ich habe es etwas verfeinert und in einen Ganzkörpertrainingsplan integriert. Es bietet für jeden, der mit Hochfrequenztraining noch nicht vertraut ist, einen hervorragenden Einstieg. Die ersten beiden Wochen werden noch sehr entspannt sein, doch die Wiederholungszahl erhöht sich stetig weiter und so baut sich im Laufe der Zeit ein hohes Volumen auf – halten Sie durch! Es lohnt sich.

9.2.1 Variation

Eine Komponente nimmt beim hochfrequenten Training stets eine Schlüsselrolle ein: Variation.

Je häufiger eine Übung ausgeführt wird, desto wichtiger ist die Variation. Man sollte es definitiv vermeiden die Gelenke stets auf die gleiche Art und Weise zu belasten, denn ansonsten wird man sie mit der Zeit überlasten. Kleine Veränderungen von Einheit zu Einheit reichen bereits aus. Es sollte viel *im Kleinen* variiert, das heißt Hand- und Fußposition gewechselt werden. Kniebeugen lassen sich mit breiten, normalen, engen Fußpositionen sowie einbeinig, mit Sprüngen oder in Form von bulgarischen Split-Kniebeugen durchführen. Bei Liegestützen können die Handpositionen verändert und auch die Beine (schwieriger) oder die

Hände (leichter) höher gestellt werden. Klimmzüge lassen sich im Obergriff, Untergriff, neutralen Griff, Wechselgriff, an Ringen, mit breiten oder engen Handpositionen durchführen. Ringe nehmen bei hochfrequent durchgeführten Klimmzügen übrigens eine besondere Rolle ein, weil sich die Handgelenke an den Ringen frei bewegen (eindrehen) können. Dadurch wird ein natürlicher, gesunder Bewegungsablauf gewährleistet, was bei häufigen Trainingseinheiten sehr wichtig ist. Wer mehr als dreimal wöchentlich Klimmzüge ausführt, sollte dies verstärkt an Ringen tun.

10 Der Universalplan für vielbeschäftigte Athleten

Viele Menschen haben heutzutage jede Menge Verpflichtungen und auch zahlreiche andere Interessen, sodass sie nicht täglich trainieren wollen. Manchmal durchlebt man auch nur eine sehr stressige Phase, sodass man für ein paar Wochen die Trainingsfrequenz runterschrauben will. Was auch immer die Gründe sind, entscheidend ist, dass man mit der richtigen Vorgehensweise auch mit einer niedrigen Trainingsfrequenz erfolgreich sein kann. Dabei ist es essentiell sich auf die Basics zu besinnen, um die Zeit so effizient wie möglich zu nutzen.

Der Universalplan für vielbeschäftigte Athleten ist ein ganz simpler Trainingsplan, der trotzdem gute Ergebnisse liefert. Manchmal – und beim Krafttraining besonders – ist es besser die Dinge einfach zu halten. Der Plan enthält nur wenige Übungen. Nur das Effiziente bleibt erhalten. Die wenigen Übungen werden allerdings auf vielfältige Art und Weise durchgeführt, um variationsreich zu trainieren und somit Stagnation vorzubeugen.

Bitte beachten Sie, dass die Trainingsplanung nur beispielhaft ist. Sie können den Plan problemlos an ihren individuellen Zeitplan anpassen indem Sie zum Beispiel eine Einheit auf das Wochenende schieben – achten Sie darauf, dass ein ganzer freier Tag zwischen zwei Workouts liegt. Darüber hinaus können Sie selbstverständlich auch mehr machen als angegeben. Beispielsweise könnten Sie am Ende der Workouts noch Isolationsübungen einbauen, um Schwachpunkte zu eliminieren. Oder Sie fügen zusätzliches Bauchtraining ein. Zudem sind Sie weiterhin dazu angehalten andere Sportarten einbeziehen. Setzen Sie sich nicht unnötig Grenzen und vertrauen Sie ruhig Ihrer Intuition. Der Spaß soll schließlich nicht auf der Strecke bleiben.

Mo	Di	Mi	Do	Fr	Sa	So
			Woche 1			
WO A	Pause	WO B	Pause	WO C	Pause	Pause
			Woche 2			
WO A	Pause	WO B	Pause	WO C	Pause	Pause
			Woche 3			
WO A	Pause	WO B	Pause	WO C	Pause	Pause
			Woche 4			
WO A	Pause	WO B	Pause	WO C	Pause	Pause
			Woche 5			
WO A	Pause	WO B	Pause	WO C	Pause	Pause
			Woche 6			
WO A	Pause	WO B	Pause	WO C	Pause	Pause
			Woche 7			
WO A	Pause	WO B	Pause	WO C	Pause	Pause
			Woche 8			
WO A	Pause	WO B	Pause	WO C	Pause	Pause
			Woche 9			
WO A	Pause	WO B	Pause	WO C	Pause	Pause
			Woche 10			
WO A	Pause	WO B	Pause	WO C	Pause	Pause

Der Plan heißt deshalb Universalplan, weil es zahlreiche Variationen der grundlegenden Struktur gibt. Man kann ihn mit nur kleinen Veränderungen anpassen, um neue Trainingsreize zu setzen. Zudem kann er sowohl für den Muskelaufbau als auch für den Fettabbau eingesetzt werden.

Ich habe für Sie je zwei Varianten für Muskelaufbau und Fettabbau erstellt. Sie können selbstverständlich auch eigene Varianten nutzen. Eine Variante sollte maximal 10 Wochen am Stück absolviert werden. Danach können Sie auf eine andere Variante oder einen gänzlich anderen Plan wechseln.

10.1 Muskelaufbau Variante I

Workout A

Übung	Sätze	Wiederholungen	Pause
Kreuzheben	5	5	3 min
Klassisches Drücken	5	5	3 min

Hier kommt wieder das bereits aus Kapitel 6 bekannte 5x5 System zum Einsatz.

Workout B

Übung	Sätze	Wiederholungen	Pause
Kniebeugen	10	3	Bis 1 min
Bankdrücken	10	3	Bis 1 min
Vorgebeugtes Langhantelrudern	10	3	Bis 1 min

Für jeden Satz steht Ihnen inklusive Pause genau eine Minute zur Verfügung. Nachdem Sie also den Satz ausgeführt haben pausieren Sie solange bis die eine Minute erreicht ist und führen dann den nächsten Satz durch. Je schneller Sie also einen Satz durchführen, desto länger können Sie pausieren! Eine Übung dauert insgesamt 10 Minuten, das gesamte Workout demzufolge 30 Minuten.

Nutzen Sie ein Gewicht mit dem 5-6 Wiederholungen möglich wären. Sobald Sie in allen 10 Sätzen einer Übung jeweils 3 Wiederholungen schaffen, erhöhen Sie das Gewicht um 2,5-5kg und trainieren damit dann solange, bis Sie wieder 3 Wiederholungen in jedem Satz schaffen, um abermals das Gewicht zu erhöhen.

Workout C

Übung	Sätze	Wiederholungen	Pause
Kniebeugen	so wenig wie möglich	150	so wenig wie möglich
Liegestütze	so wenig wie möglich	100	so wenig wie möglich
Klimmzüge	so wenig wie möglich	50	so wenig wie möglich

Das gesamte Workout wird mit dem eigenen Körpergewicht durchgeführt. Versuchen Sie die angegebenen Wiederholungszahlen so schnell wie möglich zu erreichen, das heißt so wenig Sätze und Pause wie möglich. Stoppen Sie Ihre Gesamtzeit für das Workout und versuchen Sie sie beim nächsten Mal zu überbieten. Sie können die Übungen nacheinander oder abwechselnd durchführen.

10.2 Muskelaufbau Variante II

Workout A

Übung	Sätze	Wiederholungen	Pause
Kreuzheben	5	3	60 sek
Dips	5	3	60 sek
Klimmzüge	5	3	60 sek
Klassisches Drücken	3	3	60 sek

Nutzen Sie ein Gewicht mit dem 4-5 Wiederholungen möglich wären. Sobald Sie in allen 5 Sätzen einer Übung jeweils 3 Wiederholungen schaffen, erhöhen Sie das Gewicht um 2,5-5kg und trainieren damit dann solange, bis Sie wieder 3 Wiederholungen in jedem Satz schaffen, um abermals das Gewicht zu erhöhen.

Workout B

Übung	Sätze	Wiederholungen	Pause
Kniebeugen	10	10	90 sek
Bankdrücken	10	10	90 sek
Vorgebeugtes Langhantelrudern	10	10	90 sek

Hier kommt das bereits aus Kapitel 7 bekannte 10x10 System zum Einsatz.

Workout C

Übung	Sätze	Wiederholungen	Pause
Kniebeugen	3	15-25	90 sek
Bankdrücken	3	15-25	90 sek
Vorgebeugtes Langhantelrudern	3	15-25	90 sek

Dieses Workout soll die Muskeln mit Blut und daher Nährstoffen vollpumpen, um das aus Workout B resultierende Muskelwachstum zu unterstützen. Aus diesem Grund werden auch die gleichen Übungen absolviert. Nutzen Sie für die Sätze Gewichte mit denen etwa 25 Wiederholungen möglich wären und machen Sie dann nur so viele Wiederholungen, dass noch mindestens 1-2 Wiederholungen in Reserve bleiben. Kurz: Übertreiben Sie es nicht und gehen Sie dieses Workout locker an.

10.3 Fettabbau Variante I

Workout A

Übung	Satzdauer	Wiederholungen	Pause
Kniebeugen	5 min	so viele wie möglich	so wenig wie möglich
Bankdrücken	5 min	so viele wie möglich	so wenig wie möglich
Vorgebeugtes Langhantelrudern	5 min	so viele wie möglich	so wenig wie möglich
Kettlebell-Swings	5 min	so viele wie möglich	so wenig wie möglich

Nutzen Sie Gewichte mit denen 5-10 normale Wiederholungen am Stück möglich wären. Führe Sie dann so viele Wiederholungen wie möglich in 5 Minuten durch. Pausieren Sie wenn nötig. Notieren Sie sich Ihre Wiederholungszahl und versuchen Sie sie beim nächsten Mal zu überbieten.

Workout B

Übung	Sätze	Wiederholungen	Pause
Frontkniebeugen	3	5-8	60 sek
Klimmzüge	3	5-8	0
Dips	3	5-8	90 sek
Kettlebell-Swings	so wenig wie möglich	100	so wenig wie möglich

Klimmzüge und Dips werden als Supersätze absolviert. Führen Sie also erst die Klimmzüge und dann ohne Pause direkt danach die Dips durch – erst dann wird für die angegebene Zeit pausiert. Nutzen Sie für die Kettlebell-Swings ein Gewicht mit dem 20-25 Wiederholungen möglich wären und versuchen Sie die 100 Wiederholungen so schnell wie möglich durchzuführen. Notieren Sie sich Ihre Zeit und versuchen Sie sich beim nächsten Mal zu übertreffen.

Workout C

Übung	Sätze	Wiederholungen	Pause
Kreuzheben	5	5	3 min
Klassisches Drü-cken	10	3	0
Kettlebell-Swings	10	10	60 sek

Beim Kreuzheben kommt das 5x5 System aus Kapitel 6 zum Einsatz.

Klassisches Drücken und Kettlebell-Swings werden als Supersätze absolviert. Nutzen Sie für die Kettlebells ein Gewicht mit dem 15-20 Wiederholungen möglich wären und für das Drücken eines mit dem 5-6 möglich wären.

10.4 Fettabbau Variante II

Workout A

Übung	Sätze	Wiederholungen	Pause
Bankdrücken	3	5-8	0
Liegestütze	3	so viele wie möglich	90 sek
Vorgebeugtes Langhantelrudern	3	5-8	0
Umgekehrtes Körpergewichtsrudern	3	so viele wie möglich	90 sek
Sprints	10	25 Meter	30 sek

Workout B

Übung	Sätze	Wiederholungen	Pause
Kniebeugen	4	4	0
Kettlebell-Swings	4	20	90 sek
Klassisches Drü-cken	5	5	3 min
Farmer's Walk	5	so weit wie möglich	60 sek

Beim Klassischen Drücken kommt das 5x5 System aus Kapitel 6 zum Einsatz.

Nehmen Sie für den Farmer's Walk möglichst schwere Gewichte in die Hände und laufen Sie damit so weit wie möglich. 15-20kg pro Seite sind ein guter Anfang. Wenn die gelaufene Strecke pro Satz 50 Meter überschreitet, erhöhen Sie das Gewicht.

Workout C

Übung	Sätze	Wiederholungen	Pause
Kreuzheben	so wenig wie möglich	100	so wenig wie möglich
Dips	so wenig wie möglich	100	so wenig wie möglich
Klimmzüge	so wenig wie möglich	50	so wenig wie möglich

Versuchen Sie so schnell wie möglich die angegebenen Wiederholungszahlen zu erreichen. Arbeiten Sie die Übungen eine nach der anderen ab. Notieren Sie sich Ihre Gesamtzeit für das Workout und versuchen Sie sie beim nächsten Mal zu übertreffen.

Für das Kreuzheben empfiehlt sich ein Gewicht, mit dem 20-25 Wiederholungen am Stück möglich wären. Dips und Klimmzüge werden mit dem eigenen Körpergewicht durchgeführt.

11 Ernährung

Das Thema Ernährung ist eine Art Spielplatz für Mythen, Halbwahrheiten und falsche Experten. Wie viele Menschen wurden schon von diversen Diät-Gurus mit leeren Versprechungen a la „10kg Fettverlust in 10 Tagen – ganz ohne Sport“ hinters Licht geführt? In manchen Fällen tritt der prophezeite Gewichtsverlust sogar kurzfristig ein, doch folgt darauf fast immer der Jojo-Effekt und die Menschen werden langfristig gesehen sogar noch dicker. Grundsätzlich ist eine einseitige Ernährung immer schlecht. Wenn Ihnen also jemand eine Ananas-, Thunfisch-, Trink-Diät oder ähnliches verkaufen will, führt er Sie auf den Holzweg. Aber das ist mittlerweile den meisten Menschen bekannt. Das Problem sind aktuell nicht mehr unbedingt die einseitigen Ernährungsformen, sondern die exotischen, hochwissenschaftlichen Programme, die sich als Wundermittel ausgeben. Hinter all dem verbirgt sich in den meisten Fällen nur eines: Geldgier.

Die schlichte Wahrheit über gesunde Ernährung lautet, dass sie sehr simpel ist. Athleten suchen häufig nach irgendwelchen exotischen Zauberformeln und Tricks, um mit „Insiderwissen“ schnellere Erfolge erzielen zu können. Die Wahrheit? Es gibt keine Tricks. Alle „Wundermittel“ haben wenn überhaupt nur minimale Auswirkungen. Es gibt einige grundlegende Hebel, die wir umlegen können, um damit schon über 90% des Weges zu einer gesunden, leistungsorientierten Ernährung zu gehen.

Gesund und leistungsorientiert. Zwei Aspekte, die eigentlich über weite Strecken Hand in Hand gehen, die aber auch sehr schnell Gegensätze bilden können. Viele Athleten konzentrieren sich in erster Linie auf die Leistung und lassen die Gesundheit außer Acht. Wenn Sie mich fragen ist das ein riesiger Fehler, der sich aber durch die gesamte Denkweise unserer Gesellschaft zieht. Wir kümmern uns oft nur um die Oberfläche, um den Schein, damit wir im öffentlichen Ansehen gut dastehen. Ich habe die Erfahrung gemacht, dass jemand, der sein Glücksempfinden von Vergleichen und Meinungen anderer abhängig macht, an sich selbst vorbei lebt und letztlich niemals wirklich glücklich sein wird. Das Ansehen, die Oberfläche, ist sekundär. Wichtig ist was dahinter steckt. Ein Athlet, der seine Gesundheit vernachlässigt, baut auf einem instabilen Fundament. Irgendwann kommt der große Knall und die Fassade bricht in sich zusammen. Für mich steht daher zweifelsfrei fest, dass Gesundheit an erster Stelle stehen sollte und das Gute dabei ist, dass sie die Leistung begünstigt. Ein gesunder Athlet ist auch ein leistungsstarker Athlet.

Meine Ernährungsphilosophie basiert darauf in erster Linie nach Gesundheit zu streben. Die Leistung ist dann ein Nebenprodukt und kann durch kleinere Anpassungen noch optimiert werden. Wer aber nur nach Leistung strebt, findet sich nur allzu schnell mit gesundheitsschädigen Substanzen in den Händen wieder. Er zerfrisst sich innerlich, um ein äußerlich gutes Bild abzugeben – ähnlich wie es im Profi-Bodybuilding der Fall ist. Wenn ich also von einer gesunden und leistungsorientierten Ernährung spreche, dann meine ich eine Ernährungsweise, die nach Gesundheit strebt und sekundär die Leistung optimiert. Der Vorteil dieser Ernährungsform ist, dass sie das gesamte Leben bereichert und – wie bereits gesagt – sehr simpel ist. Erst wenn sich die Athleten zu sehr um die Leistung bemühen, driften sie in Kleinigkeiten ab und verlieren dabei häufig den Blick für das Wesentliche. Das ist der Punkt ab dem die Makronährstoffe auf Nachkommastellen genau berechnet werden, Mahlzeiten auf die Minute genau eingenommen werden und schon dann Verzweiflung ausbricht, wenn der Post-Workout Shake erst nach dem Duschen getrunken wird.

Dieses Ernährungskapitel besinnt sich auf die „Basics", auf die großen Hebel, also diejenigen, die wirklich etwas bewirken. Ich bin felsenfest davon überzeugt, dass jeder Athlet, der die Ratschläge dieses Kapitels so gut wie möglich umsetzt, nicht nur eine sehr gute Grundlage für seinen Traumkörper legt, sondern dabei auch erfährt was wahre Gesundheit wirklich bedeutet. Viele von uns wachsen von klein auf an mit Fast-Food und Pseudo-Lebensmitteln auf und wissen daher gar nicht richtig, wie sich echte Gesundheit anfühlt. Sie funktionieren noch, weil der Körper eine phänomenale Anpassungsfähigkeit besitzt, aber sie sind sich nicht darüber bewusst, welches Potenzial eigentlich in ihnen schlummert. Dieses Potenzial kann mit einigen grundlegenden Anpassungen geweckt werden.

11.1 Die goldenen Ernährungsregeln

Dieses Kapitel ist auf dem ersten Blick oberflächlich. Und wissen Sie was? Genau darin liegt seine Tiefgründigkeit. Es klingt paradox, aber genau so ist es. Absolute Anfänger, die wenn überhaupt nur wenig Wissen über die Thematik besitzen, wissen zwar instinktiv, wie sie sich ernähren müssten, um gesund zu sein. Aber sie werden schnell geblendet von denjenigen, die schon tiefergehendes Wissen besitzen. Das Problem ist, dass diejenigen mit tiefgreifendem Wissen oft noch zu wenig Verständnis besitzen, zu wenig Verständnis für die übergreifenden Zusammenhänge. Irgendwann stellt man nämlich fest, dass alles letztlich nur auf eine Handvoll Regeln hinausläuft. Je tiefer man geht, desto einfacher wird es. Man kann sich genau ansehen, welche ernährungstechnischen Ursachen Krankheiten wie Alzheimer, Depressionen, Bluthochdruck, Osteoporose, Impotenz, Krebs, Schlaganfall oder Herzinfarkt haben können. Man kann überprüfen, welche einzelnen Nährstoffe für den Muskelaufbau wichtig sind oder welche Auswirkungen Vitamine auf körperinnere Prozesse haben, aber die Lösung des Problems führt in den allermeisten Fällen letztlich doch wieder nur zu den guten alten Ernährungsbasics. Das Problem ist also nicht ein mangelhaftes Wissen über gesunde Ernährung. Nein, das Problem ist, dass die Grundlagen nicht konsequent genug umgesetzt werden und nicht genügend Wertschätzung erhalten. Es ist nicht nötig die Dinge unnötig zu verkomplizieren. Sie brauchen keine Kalorien zählen, sich nach Ihrem „Grundumsatz" (in Ruhe verbrauchte Energie) richten oder bestimmte Nährwertmengen erreichen. Halten Sie einfach die folgenden goldenen Regeln einer sauberen Ernährung ein. Ich habe Sie speziell für Athleten ein wenig erweitert, um auch die Trainingsleistung und -erfolge in die Gleichung einzubeziehen – eigentlich würde sich eine gesunde Ernährung im Wesentlichen sogar nur auf die ersten drei Regeln beschränken.

11.1.1 Wasser – Das wichtigste Lebensmittel

Viele Athleten reden immer wieder über Kohlenhydrate, Proteine und Fette, aber das wichtigste Lebensmittel wird sehr häufig vernachlässigt: Wasser. Wasser ist die Basis des Lebens und der Stärke. Schon eine minimale Dehydrierung führt zu erheblichen Leistungseinbußen. Leider wird das klare, reinigende, durstlöschende Wasser heutzutage nur zu gern mit diversen chemischen Zusätzen verschandelt. Limonaden und Säfte, die nur so nach Chemie stinken, haben nur noch wenig mit Wasser zu tun und sollten von gesundheitsbewussten Menschen gemieden werden. Ich denke das bedarf keiner weiteren Erklärung, denn eigentlich weiß in seinem tiefsten Inneren jeder, wie ungesund derlei Industriegetränke sind. Wir müssen nur endlich anfangen gemäß unseren Überzeugungen zu handeln. Daher gilt für alle, die es ernst meinen mit dem Training und der Gesundheit: **Wasser und ungesüßte Tees sind die Durstlöscher der Wahl!**

Milch und vereinzelt Kaffee sind natürlich auch erlaubt, aber die Flüssigkeitszufuhr sollte mit Wasser und nach Wunsch Tee gedeckt werden – und das nicht zu sparsam. Gerade Frauen trinken häufig viel zu wenig. 3 Liter am Tag sollten das Minimum sein, besser wären meiner Erfahrung nach 4-5 Liter. Probieren Sie es einfach mal aus – Sie werden sich wesentlich energiegeladener und vitaler fühlen.

11.1.2 Natürliche Lebensmittel

Die Werbung verspricht uns immer das goldene vom Ei, was aber am Ende dabei heraus kommt ist nicht selten Abfall, der unsere Gesundheit und Leistungsfähigkeit stört oder gar zerstört. Industrieerzeugnisse sollten von strebsamen Athleten und gesundheitsbewussten Menschen so gut es geht vermieden werden. Betrachten Sie das ganze Zeug als das, was es hinter seiner Fassade wirklich ist: Müll.

Schokolade, Kekse, Chips, Burger, Donuts und der ganze Rest tragen nicht viel zur Leistung und schon gar nichts zur Gesundheit bei. Zu viel von diesem Industriekram macht uns krank! Natürlich spricht grundsätzlich nicht viel dagegen zu einer Geburtstagsfeier oder ähnlichen Anlässen mal ein Stück Kuchen zu essen. Das Problem ist nur, dass viele von uns von dieser Art Nahrungsmittel schon längst abhängig sind. Es ist die Kombination aus Zucker, Fett und Salz, die das Belohnungszentrum des Gehirns aktiviert und zur Sucht führen kann. Die Industrie ist sich dessen längst bewusst und nutzt das natürlich auch aus. Aber der Industrie die alleinige Schuld zu geben, wäre falsch. Man wird in seinem Leben nur dann wirklich etwas ändern können, wenn man auch Verantwortung übernimmt. Wer Verantwortung von sich weist, verliert die Kontrolle. Also übernehmen Sie Verantwortung und halten Sie sich für einige Zeit von industriell verarbeiteten Lebensmitteln fern. Erst wenn man die Sucht nach Süßigkeiten und Co. überwunden hat, darf man sich Ausnahmen erlauben. Fängt man zu früh damit an, werden Ausnahmen ganz schnell zur Regel. Die meisten Menschen überschätzen hier ihre Willenskraft. In einem Moment der Schwäche werden sie dann doch vom Verlangen nach Junkfood überwältigt und im Nachhinein wird dann versucht das eigene Versagen wie so oft mit mehr oder weniger plausibel klingenden Ausreden zu rationalisieren.

Schummeln sollte anfangs einfach keine Option darstellen, also überwinden Sie sich und lassen Sie für eine Weile komplett die Finger von Fast-Food, unabhängig davon welches feierliche Event auch anstehen mag. **Konzentrieren Sie sich stattdessen auf echte, naturbelassene Lebensmittel.** Im Idealfall haben diese nur eine Zutat – Hähnchen bei Hähnchenbrust und Walnüsse bei Walnüssen. Achten Sie auf die Zutatenliste der Verpackung. Wenn Sie dort eine Liste vorfinden, für die Sie ein Chemielexikon benötigen, dann packen Sie das Produkt lieber wieder zurück, denn höchstwahrscheinlich handelt es sich hier nicht mehr um ein gesundheits- und leistungsförderndes Lebensmittel.

11.1.3 Mangelvorbeugung durch Vielfalt

Jeden Tag ein und dieselben Gerichte zu essen ist nicht nur langweilig, sondern auch fahrlässig und mitunter gefährlich. Der Körper benötigt eine Vielzahl von Nährstoffen zum Überleben. Wechseln Sie Ihre Protein-, Fett-, Obst- und Gemüsequellen regelmäßig, um den vielseitigen Bedarf des Körpers zu decken. Sie können einige Schwerpunkte bilden und zum Beispiel viel Lachs, Walnüsse, Brokkoli oder Heidelbeeren essen, aber trotzdem sollten Sie hin und wieder auch diverse andere Fische, Nüsse, Gemüse- und Obstsorten einbeziehen. **Essen Sie so bunt wie möglich!** Das gewährleistet, dass der Körper mit allen wichtigen Nährstoffen ausreichend versorgt wird.

Fakt ist nämlich, dass niemand genau weiß, was der Körper in welcher Menge benötigt – auch wenn so manch ein Diät-Guru gerne das Gegenteil behauptet. Viele Wirkstoffe sind noch nicht einmal bekannt – geschweige denn die einzelnen Wirkungsmechanismen im Detail. Natürliche Lebensmittel enthalten eine große Menge an Vitalstoffen wie Vitaminen, Mineralien, zahlreiche sekundäre Pflanzenstoffe und Enzyme. Wir wissen bereits, dass beispielsweise Vitamin C wichtig für die Gesundheit ist, aber noch verstehen wir nicht das große Gesamtbild. Vitamin C ist nur ein einziges Glied in einer langen Kette von Wirkstoffen, von denen einige im Körper selbst produziert und andere über die Nahrung zugeführt werden müssen. Es macht also keinen Sinn einfach blind isolierte Nährstoffe aus Nahrungsergänzungsmitteln einzunehmen, denn niemand weiß genau, welche anderen Nährstoffe möglicherweise notwendig sind, um die Wirkung des isoliert zugeführten Nährstoffes entfalten zu können. Daher gibt es keinen anderen Weg, als möglichst vielseitig und naturbelassen zu essen. Das erfreut Sinne, Gesundheit und Leistung gleichermaßen.

11.1.4 Protein als wichtigster Makronährstoff

Proteine (=Eiweiße) sind Verbindungen von verschiedenen Aminosäuren. Sie werden im Körper in einzelne Aminosäuren aufgespalten und dann je nach Bedarf verwendet. Die Muskulatur besteht zu einem großen Teil aus Eiweißen, weshalb gerade für Kraftsportler die Zufuhr von hohen Mengen an Proteinen enorm wichtig ist. Aber auch normale Menschen sollten großen Wert auf Proteine legen, denn die daraus gewonnenen Aminosäuren sind im Körper an sehr vielen wichtigen Prozessen beteiligt, z.B. an der Funktionsfähigkeit des Immunsystems, dem Knochen- und Zellaufbau sowie der Steuerung von Hormon- und Enzymbildung. Außerdem sättigen Proteine stärker als die beiden anderen Makronährstoffe (Kohlenhydrate und Fette) und liefern dabei sogar die geringsten Energiemengen. Häufig wird die Kalorienmenge von einem Gramm Protein mit 3,9 kcal angegeben und entspricht daher der gleichen Kalorienmenge, die auch Kohlenhydrate besitzen. Allerdings berücksichtigt diese Einteilung nicht die unterschiedlichen Anforderungen an die Verdauung. Diesbezüglich lässt sich sagen, dass wesentlich mehr Energie zur Verdauung von Proteinen benötigt wird als dies bei Kohlenhydraten der Fall ist, so dass sie effektiv weniger Kalorien liefern.

Unterm Strich steht also, dass Protein der wichtigste Nährstoff ist und unbedingt in ausreichenden Mengen konsumiert werden sollte. 2g Protein pro kg Körpergewicht täglich ist ein guter Anfangswert. Entscheidender als die bloße Menge ist allerdings die Qualität. Pflanzliche Proteine wie Weizen oder Soja sind oft minderwertiger Natur, weil sie eine niedrige biologische Wertigkeit besitzen. Die biologische Wertigkeit gibt im Prinzip Aufschluss über die Ähnlichkeit zu körpereigenen Proteinen. Je höher die biologische Wertigkeit, desto besser kann der Körper das Eiweiß verwerten. Fleisch, Geflügel, Fisch und Eier besitzen beispielsweise eine sehr gute biologische Wertigkeit, weshalb die Proteinzufuhr auch vorrangig von solch hochwertigen Quellen gedeckt werden sollte.

11.1.5 Gemüse macht stark

Wenn es irgendetwas gibt, dass Sie mengenmäßig nicht begrenzen sollten, dann ist das Gemüse. Trotz geringer Kaloriendichte sättigt Gemüse enorm, sodass es unmöglich ist davon zuzunehmen. Vor allem grünes Gemüse ist absolut unabdingbar sowohl beim Fettabbau als auch beim

Muskelaufbau und natürlich vor allem für die Gesundheit, denn Produkte wie Brokkoli, Spinat und Grünkohl sind wahre Nährstoffbomben. Sie liefern viele wichtige Vitamine, Mineralien, Spurenelemente, sekundäre Pflanzenstoffe und das überaus wichtige Chlorophyll, welches unter anderem ein höchst potentes Anti-Krebs-Mittel ist und nebenbei dem grünen Gemüse seine Farbe verleiht.

All diese Stoffe nehmen in unserem Körper wichtige Funktionen bei so ziemlich allen Stoffwechselprozessen ein. Die Vernachlässigung von Gemüse ist nichts anderes als eine Straftat gegenüber Ihrem Körper. Statt sich also mit Pseudo-Lebensmittel vollzupumpen, knabbern Sie beispielsweise lieber eine Karotte! Jede Mahlzeit (von der Zeit unmittelbar vor und nach dem Workout mal abgesehen) sollte einen großzügigen Anteil an Gemüse enthalten und dabei vor allem das grüne Gemüse favorisieren.

11.1.6 Die Balance aus Kohlenhydraten und Fetten

Kohlenhydrate und Fette sind die beiden besten Energielieferanten für den Körper. Unter Athleten und gesundheitsbewussten Menschen gibt es seit längerer Zeit eine intensive Debatte darüber, welcher Energielieferant der bessere ist. Manche ernähren sich kohlenhydratarm, andere schwören auf eine fettarme Ernährung. Welcher ist der richtige Weg? Wie so oft liegt der richtige Weg in der Mitte. Sowohl Kohlenhydrate als auch Fette haben eine gewisse Daseinsberechtigung.

Fette, vor allem auch tierischer Natur, haben den Menschen Jahrtausende lang versorgt und zeichnen sich im Wesentlichen dafür verantwortlich, dass sich unser Gehirn so weit entwickelt hat. Eine fettreiche Ernährung steckt uns also im Blut, denn unsere steinzeitlichen Vorfahren haben sich größtenteils von Fleisch ernährt und genetisch gesehen unterscheiden wir uns kaum von ihnen. Die Anpassung unseres Körpers an eine fettreiche Ernährung zeigt sich unter anderem darin, dass er riesige Fettspeicher und im Gegensatz dazu nur kleine Kohlenhydratspeicher besitzt. Überschüssige Energie wird in den Fettdepots gespeichert, auch die von den Kohlenhydraten. Aus diesen Depots können allerdings kaum noch Kohlenhydrate zurückgewonnen werden, sondern hauptsächlich Fette. Schon dieser Umstand zeigt uns wie sehr wir an Fette, speziell tierische, gewöhnt sind und unserem Körper mit einer in der westlichen Welt weit verbreiteten stark kohlenhydratlastigen Ernährung keinen Gefallen tun. Durch eine erhöhte Kohlenhydratzufuhr über die Nahrung gewöhnt sich das Gehirn an Glukose (Kohlenhydrat) als Energieträger. Da der Körper kaum Speicher für Glukose besitzt, wird er so gezwungen ständig zu essen, um dem Gehirn einen kontinuierlichen Energiestrom zur Verfügung zu stellen.

Es gilt daher das Gehirn wieder an die Verwendung von Fetten (genauer gesagt Ketonkörper) zu gewöhnen (Wiederherstellung der Ketolysefähigkeit), denn so kann es bei Bedarf die Fettdepots des Körpers anzapfen. Dazu müssen die Kohlenhydrate über einen Zeitraum von 2-4 Wochen stark reduziert werden – täglich maximal 50g.

Sobald diese Anpassung allerdings einmal geschehen ist, empfiehlt sich speziell für Athleten eine Mischform aus Kohlenhydraten und Fetten. Denn wie bereits gesagt besitzen auch Kohlenhydrate ihre Daseinsberechtigung. Bei intensiven Trainingseinheiten greift der Körper verstärkt auf Kohlenhydrate zurück, sodass vor und nach dem Training Kohlenhydrate die primär zugeführte Energieform darstellen sollten.

Unmittelbar vor und direkt nach dem Workout empfehlen sich schnell verfügbare, kurzkettige Kohlenhydrate, beispielsweise aus Bananen, und mit einem Abstand von etwa 2 Stunden vor sowie nach dem Workout empfehlen sich langkettige Kohlenhydrate aus beispielsweise Süßkartoffeln, braunem Reis, Haferflocken und Quinoa. Langkettige Kohlenhydrate benötigen mehr Zeit, um im Körper verarbeitet zu werden, sodass sie einen kontinuierlichen, langanhaltenden Energiestrom liefern und dadurch den Blutzuckerspiegel stabiler halten.

Außerhalb dieses Workout-Zeitfensters aber sollten Fette den Schwerpunkt der Energiezufuhr bilden. Das heißt unterm Strich den größten

Teil des Tages den Energiebedarf vorwiegend mit guten Fetten und um Trainingseinheiten herum mit Kohlenhydraten zu decken.

Bei den Fetten ist übrigens wie bei allen anderen Lebensmitteln die Qualität entscheidend. Allgemein gilt: Fette aus naturbelassenen Lebensmitteln - und das gilt auch für gesättigte Fette - sind nützlich, Fette aus industriell verarbeiteten Lebensmitteln sollten eher gemieden werden. Aber zur Lebensmittelauswahl kommen wir noch.

11.2 Die besten Lebensmittel

Um die goldenen Regeln umzusetzen, sollte das Studieren der Packungsrückseiten im Supermarkt zur Angewohnheit werden. Sie geben Aufschluss über die Nährstoffzusammensetzung und Zutaten und ermöglichen dadurch die sinnvolle Auswahl von Lebensmitteln – was schlussendlich den wichtigsten Aspekt einer gesunden Ernährung darstellt.

11.2.1 Fleisch

Die beliebteste Proteinquelle der meisten Athleten ist sicher das Fleisch. Dazu zähle ich hier Rindfleisch, Schweinefleisch und die Geflügelsorten Hähnchen und Pute. Natürlich gibt es auch noch einige exotische Vertreter wie beispielsweise Bison oder Krokodil - für die meisten sind diese Sorten allerdings aufgrund des hohen Preises eher uninteressant.

Fleisch enthält neben hochwertigen Eiweißen auch viele nützliche Vitamine, Mineralien und Spurenelemente. Wichtig sind aber auch beim Fleisch Vielfalt und Naturbelassenheit.

Die Vielfalt garantiert uns eine ausreichende Versorgung mit allen wichtigen Aminosäuren. Die Naturbelassenheit ist deshalb wichtig, weil Fleisch oft träger schädlicher Chemikalien und Hormone ist, die den Körper schleichend vergiften können. Besonders interessant zu wissen ist die Tatsache, dass Chemikalien und Gifte vor allem im Fettgewebe gespeichert werden. Daraus folgt, dass fettreiches Fleisch nur dann gesund ist, wenn es von natürlich lebenden Tieren stammt. Feinstes Biofleisch von grasenden Rindern darf ruhig fettreich sein. Das Fleisch aus der Massentierhaltung hingegen sollte um den Schaden gering zu halten lieber mager sein – wenn es denn überhaupt verzehrt wird. Die Industrie versucht die Kosten natürlich so gut es geht zu minimieren, um dem Verbraucher niedrige Preise anbieten zu können. Darunter leidet allerdings die Qualität des Produktes. Aus meiner Sicht macht es daher

Sinn so gut es geht auf frische Produkte vom nächsten Bauernhof oder Metzger zu setzen. Dort kann normalerweise nachvollzogen werden wie die Tiere leben. Es hat sich beispielsweise gezeigt, dass grasende Rinder 2-6 Mal mehr gesunde Omega-3 Fette enthalten als ihre Verwandten aus der Massenhaltung. Es braucht allerdings ohnehin nicht viel Fantasie, um zu erkennen, dass die Erzeugnisse natürlich lebender Tiere wesentlich gesünder und geschmackvoller sind als die der Massentierhaltung. Das Problem stellt vielmehr der Geldbeutel dar, denn die durch die natürliche Lebensweise verursachten höheren Produktionskosten spiegeln sich natürlich auch im Endpreis wieder. Man sollte daher im Rahmen des eigenen Budgets so oft wie möglich beim Bauern des Vertrauens kaufen (mittlerweile gibt es auch schon diverse Onlineshops für Bio-Fleisch) und darüber hinaus im Supermarkt lieber nur mageres Fleisch (speziell Geflügel) kaufen – oder auf andere Eiweißquellen wie z.B. Fisch und Eier setzen.

11.2.2 Fisch

Fische sind bei vielen Menschen aufgrund der Gräten eher unbeliebt. Diese Liebe kann man glücklicherweise lernen, denn Fisch tut der Gesundheit sehr gut. Omega-3 und Jod sind für den Körper und die Gesundheit äußerst wichtig und so ganz nebenbei ist Fisch auch noch voller hochwertiger Eiweiße. Auch hier kann wieder zwischen mager und fettig unterschieden werden, allerdings sind beide Varianten in Ordnung und können regelmäßig abgewechselt werden. Fettige Fische wären beispielsweise Lachs und Makrele. Gerade der Lachs sollte aufgrund des hohen Vitamin-D- und Omega-3-Gehalts und seiner geringen Schwermetallbelastung verstärkt einbezogen werden. Zu den mageren Vertretern gehören unter anderem Kabeljau, Seelachs und Tilapia. Wer es mit der Gesundheit ernst meint, sollte nach Möglichkeit jeden Tag eine Portion Fisch auf den Speiseplan setzen. Meeresfrüchte wie Shrimps und Muscheln sind ebenfalls empfehlenswert. Sie enthalten reichlich Protein und gleichzeitig wenige Fette und Kohlenhydrate.

11.2.3 Gemüse

Die meisten Menschen essen viel zu wenig Gemüse. Das liegt in der Regel vor allem daran, dass Gemüse geschmacklich häufig nicht besonders punkten kann, was aber in erster Linie auf all die chemischen Geschmacksverstärker in der modernen Ernährung, die unsere Geschmacksnerven abstumpfen lassen, zurückzuführen ist. Wer sich über längere Zeit auf natürliche Lebensmittel konzentriert wird seine Geschmacksnerven wieder sensibilisieren.

Vom Geschmack abgesehen beinhaltet Gemüse sehr viele wichtige Nährstoffe. Insbesondere die sekundären Pflanzenstoffe, die noch nicht sehr gut erforscht sind, scheinen der Gesundheit äußerst zuträglich zu sein. Zudem liefert das basisch wirkende Gemüse einen wichtigen pH-Ausgleich zu den sauer wirkenden proteinreichen Lebensmitteln. Der Körper hat zwar ein ausgeklügeltes System, um den pH-Wert konstant zu halten, allerdings vermuten immer mehr Experten, dass gesundheitliche Beschwerden nicht zuletzt auf eine Übersäuerung des Körpers zurückgehen.

Wie schon in der fünften goldenen Ernährungsregel erklärt, empfiehlt es sich zu jeder vollständigen Mahlzeit Gemüse zu verzehren – besser gesagt wird sie erst durch das Gemüse zu einer wirklich vollständigen Mahlzeit. Welches Gemüse Sie dabei nehmen ist nicht so wichtig. Brokkoli, Blumenkohl, Erbsen, Zwiebeln, Auberginen, Zucchini, Blattsalate, Paprika, Radieschen und Co. – setzen Sie auf Vielfalt. Gemüse schmeckt ohnehin in Kombination mit anderen Gemüsesorten besser. Eine Gemüsepfanne beispielsweise aus Brokkoli, Blumenkohl, Karotten, Zucchini und Zwiebeln schmeckt besser und bietet einen umfassenderen Nährstoffverbund als eine einzelne Gemüsesorte.

Kartoffeln bilden hier übrigens eine Ausnahme, denn auch wenn Sie zum Gemüse gezählt werden liefern Sie zu viel Energie in Form von Kohlenhydraten und sollten deshalb mit Bedacht entsprechend der sechsten Ernährungsregel eingesetzt werden.

11.2.4 Obst

Ebenso wie Gemüse ist auch Obst ein wichtigstes Element einer gesunden Ernährung. Allerdings liefert Obst neben vielen Vitaminen und Antioxidantien auch gewisse Mengen an Fruchtzucker. Bei Beeren sind diese Mengen eher gering, so dass Beeren einen Schwerpunkt der täglichen Obstzufuhr bilden sollten. Melonen, Bananen oder Äpfel hingegen enthalten beispielsweise deutlich mehr Zucker, sodass derartiges Obst speziell beim Fettabbau eher eingeschränkt werden sollte. Konzentrieren Sie solche Obstsorten auf die Zeit um ein Workout herum, denn dann wird der große Fruchtzuckergehalt in sinnvolle Bahnen gelenkt – das heißt zur Regenerationsbeschleunigung benutzt.

Ein strittiger Punkt beim Obst ist der Säuregehalt. Manch einer meint, dass es den pH- Wert des Körpers negativ beeinflusst, allerdings trifft dies nach dem bisherigen Stand der Dinge nicht zu. Dabei wird nämlich nicht der Säuregehalt an sich, sondern die Umsetzung im Stoffwechsel betrachtet und diesbezüglich weisen die meisten Obstsorten eher basisches Verhalten auf. Allerdings gehen die Meinungen der Experten bei diesem Thema stark auseinander. Fakt ist allerdings, dass Beeren und anderes Obst einen großen Bestandteil der steinzeitlichen Ernährung ausmachten und daher auch heute zu einer ausgewogenen Ernährung schlicht und einfach dazugehören.

11.2.5 Nüsse

Nüsse sind zwar klein aber dennoch wahre Nährstoffbomben. Sie liefern viele hochwertige Fette und reichlich Proteine. Im Masseaufbau können sie auf gesunde Art und Weise die Kalorienzufuhr erhöhen und sollten daher fester Bestandteil der Ernährung werden. Beim Fettabbau kann man um Kalorien einzusparen Nüsse etwas reduzieren aber auf keinen Fall streichen. Gerade Mandeln haben sich beim Abnehmen mehrfach als hilfreich erwiesen. Ganz abgesehen davon sättigen Nüsse sehr stark, was einerseits auf ihren hohen Ballaststoffgehalt und andererseits auf ihre eher trockene Natur zurückzuführen ist.

Wichtige Vertreter sind neben den bereits genannten Mandeln auch Walnüsse, Pekannüsse, Paranüsse, Cashews und Haselnüsse.

Mein bevorzugter Snack für Unterwegs ist eine Nusskernmischung. Sie ist leicht zu transportieren, nährstoffreich und sättigend und befindet sich daher immer in meiner Nähe, wenn ich das Haus verlasse. Dadurch, dass man stets einen solchen gesunden und sättigenden Snack zur Hand hat, wird das Fast-Food-Risiko unterwegs deutlich minimiert.

11.2.6 Öle

Neben Nüssen und fettigem Fisch/Fleisch sind Öle die Hauptfettlieferanten. Wie immer entscheidet auch hier die Qualität. Viele pflanzliche Öle weisen ein ungünstiges Verhältnis von Omega-3 zu Omega-6-Fettsäuren auf. Omega-6-Fettsäuren können die Blutgefäße verengen und Entzündungen fördern, bilden allerdings den Schwerpunkt vieler pflanzlicher Öle.

Olivenöl wird von vielen Athleten favorisiert, weil es viele ungesättige Fette enthält. Mit 1:11 ist das Omega-3 zu Omega-6 Verhältnis allerdings auch nicht unbedingt gut. Leinöl hingegen enthält mit 4:1 das beste Omega-3 zu Omega-6 Verhältnis aller Öle und ist damit die bessere Alternative. Zum Vergleich: Beim Sonnenblumenöl liegt das Omega-3 zu Omega-6 Verhältnis etwa bei 1:122!

Allerdings sind sowohl Leinöl als auch Olivenöl eher für niedrige Temperaturen oder als Dressing zu Salaten geeignet, weil die Hitzebeständigkeit bei ihnen gering ausfällt. Zum Kochen ist Kokosöl das gesündeste aller Öle. Dieses enthält zwar sehr viele gesättigte Fette, doch werden diese zu Unrecht verteufelt. Ungesund sind lediglich die industriellen Transfette. Gesättigte Fette wirken sich beispielsweise sehr positiv auf den Testosteronspiegel aus und liefern gut verwertbare Energie. Kokosöl verträgt zudem die Hitze beim Braten wesentlich besser als beispielsweise Olivenöl. Davon abgesehen ist Kokosöl auch sehr gut für die Haut.

Kokos- und Leinöl sollten also den Schwerpunkt der Öle bilden. Wer Abwechslung mag, kann noch Olivenöl, Walnussöl und Macadamianussöl verwenden.

Übrigens als kleine Anmerkung am Rande für diejenigen, die meinen, sie könnten ihren Fettbedarf gänzlich über pflanzliche Quellen decken: Omega-3 ist nicht gleich Omega-3. Es gibt hier unterschiedliche Arten. Für die Gesundheit der Menschen besonders wichtige Omega-3s sind EPA und DHA, welche sich in ausreichendem Maße vor allem in fettigem Fisch finden lassen. Pflanzliche Öle enthalten hingegen die Omega-3-Fettsäure alpha-Linolensäure, die zwar in EPA und DHA umgewandelt werden kann, aber nicht in dem Maße, dass man ohne negative Folgen gänzlich auf Fisch verzichten könnte.

11.2.7 Weitere Lebensmittel

Was eignet sich sonst noch für eine gesunde und leistungsorientierte Ernährung? Als komplexe Kohlenhydratquellen sind wie schon erwähnt brauner Reis, Haferflocken, Süßkartoffeln und Quinoa bestens geeignet. Sie lassen den Blutzuckerspiegel nur langsam und kontrolliert steigen und liefern zudem noch wichtige Nährstoffe, unter anderem einige der für die kognitiven Fähigkeiten so wichtigen B-Vitamine.

Ein weiteres wichtiges Lebensmittel habe ich mir bis zum Schluss aufgehoben. Dieses lässt sich schwer in eine der Kategorien einordnen, ist aber dennoch eines der besten Lebensmittel. Die Rede ist von Eiern. Sie enthalten viele wichtige Nährstoffe, unter anderem gesunde Fette, hochwertige Proteine und Vitamin D.

Lange Zeit wurden Eier wegen dem enthaltenen Cholesterin verteufelt und sollten nach gängigen Empfehlungen nur sehr eingeschränkt konsumiert werden. Doch das hat sich mittlerweile längst als vollkommen falsch erwiesen. Sie brauchen sich als gesunder Mensch bei Eiern keine Sorgen wegen dem Cholesterinspiegel machen. Der Körper kann Cholesterin selbst produzieren und reduziert diese Produktion falls größere Mengen über die Nahrung zugeführt werden. Abgesehen davon gibt es zwei verschiedene Arten von Cholesterin: HDL und LDL. Eier erhöhen lediglich das „gute" HDL-Cholesterin, während der LDL-Spiegel unberührt bleibt. Sie können also so viele Eier essen wie Sie wollen. Ich selbst esse nicht selten 5-10 ganze Eier am Tag und fühle mich damit großartig.

Das waren sie auch schon, die wichtigsten Lebensmittel. Vielleicht kommt Ihnen nun die Frage, wie Sie das alles schmackhaft zubereiten sollen, ohne dabei die Gesundheit zu schädigen. Ganz einfach: Gewürze sind Ihre Freunde, Saucen eher Ihre Feinde. Um es erträglicher zu machen, gehen natürlich geringe Mengen Saucen in Ordnung, allerdings sollten Gewürze nach und nach die Oberhand gewinnen. Hier können Sie frei experimentieren. Chili, Curry, Pfeffer, Koriander, Paprika, Majoran, Thymian, Schnittlauch, Dill – es gibt sehr viele Möglichkeiten, ein Gericht mit Gewürzen zu verfeinern. Frische Gewürze sind dabei den getrockneten vorzuziehen, nicht nur weil der Geschmack intensiver ist, sondern auch weil die Nährstoffe deutlich besser erhalten sind. Wer dennoch nicht auf Saucen verzichten will, kann sie sich selber aus ausgewählten Zutaten herstellen. Ich nutze zum Beispiel häufig eine Erdnusssauce bestehend aus Erdnussmus, roter Currypaste, Honig und Kokosmilch. Schmeckt gut und enthält deutlich weniger Chemie und vor allem Zucker als gewöhnliche Fertigsaucen.

11.3 Sechs-Punkte-Plan zur gesunden Ernährung

Wie bereits angedeutet ist eine gesunde, ausgewogene Ernährung keine Raketenwissenschaft. Sie ist sehr simpel und basiert nur auf einigen einfachen Prinzipien, die allerdings eine große Hebelwirkung besitzen. Der schwierige Teil ist lediglich die schlechten Ernährungsgewohnheiten zu überwinden. Diese haben sich oftmals schon über Jahrzehnte hinweg in das eigene Leben verankert und ins Unterbewusstsein gebrannt – solche Automatismen zu überwinden ist kein leichtes Unterfangen. Das ist einer der wichtigsten Gründe dafür, dass viele Menschen bei ihren

Abnehmversuchen langfristig gesehen scheitern. Sie schaffen es nicht die alten Gewohnheiten abzulegen.

Hin und wieder liest man davon, dass es etwa 3 Wochen dauert bis eine Gewohnheit durch eine andere ersetzt werden kann. Ich bin anderer Meinung. Es ist aus meiner Sicht absoluter Unsinn hier eine allgemeingültige zeitliche Voraussage zu treffen. Sehr langfristige Gewohnheiten dauern logischerweise auch wesentlich länger bis sie überwunden werden können. Es kann in einzelnen Fällen sogar Monate dauern bis man eine gesunde Ernährung verinnerlicht und die schädliche Gewohnheit vergessen hat. Ein entscheidender Faktor dabei ist die Anzahl der Gewohnheiten, die man sich vornimmt. Manch einer fährt besser damit, direkt ins kalte Wasser zu springen und radikale Veränderungen vorzunehmen. Typischerweise sind das genau die Leute, die eine Art Wendepunkt erreicht haben – irgendein Ereignis, das eine Fassade komplett zum Einsturz bringt und einen stark brennenden Wunsch zur Veränderung auslöst. Solche Schlüsselereignisse treten speziell bei Menschen auf, die meist unterbewusst sehr unzufrieden mit sich sind. Beispielsweise passiert es hin und wieder bei einer schwer übergewichtigen Person, dass sie von heute auf morgen ihre Ernährung komplett umstellt - vielleicht weil sie im Kleidergeschäft gemerkt hat, dass alle Sachen zu klein sind, oder weil schon kurzes Treppensteigen das eigene Leistungsvermögen überschreitet. Oftmals sind es vermeintlich unbedeutende Dinge, die Menschen dazu bringen können, ihr bisheriges Leben komplett über den Haufen zu werden. Ich bin allerdings der Überzeugung, dass man einen solchen Moment nicht erzwingen kann. Daher ist es für die meisten Menschen besser, nach und nach kleine Veränderungen vorzunehmen und sich so dem Ziel schrittweise zu nähern. Aus diesem Grund habe ich für Sie einen einfachen 6-Punkte-Plan konzipiert, mit dem Sie sich eine gesunde, ausgewogene Ernährungsweise aneignen können indem Sie nach und nach die 6 goldenen Ernährungsregeln etablieren. Jeder Schritt dauert hier 4 Wochen lang, kann aber individuell rein intuitiv auch verlängert werden, wenn Sie sich noch nicht bereit für den nächsten Schritt fühlen. Von einer Verkürzung würde ich allerdings abraten, weil man sich durch Einwirkung des inneren Schweinehundes allzu schnell selbst belügt und dann in alte Gewohnheiten zurückfällt. Es geht darum, alte Gewohnheitsmuster komplett zu überwinden, das heißt für wenigstens 4-5 aufeinanderfolgende Tage nicht mehr das Verlangen danach zu haben. Wer sich beispielsweise die abendliche Tafel Schokolade abgewöhnen wollen würde, hätte das erst dann gemeistert, wenn er 4-5 Tage am Stück keinen einzigen Gedanken daran verliert.

Um Gewohnheiten schnellstmöglich überwinden zu können, ist es von fundamentaler Bedeutung, dass Sie die einzelnen Schritte so kompromisslos wie möglich umsetzen. Gestatten Sie sich keine Ausnahmen, denn Ausnahmen werden ganz schnell zur Regel, wenn man die schlechten Ernährungsgewohnheiten noch nicht überwunden hat. Hat man alte Gewohnheiten allerdings überwunden, sind Ausnahmen selbstverständlich gestattet, worauf ich aber noch in einem späteren Kapitel eingehen werde. Hier ist es jedenfalls entscheidend, dass Sie es kompromisslos durchziehen – selbst wenn irgendwelche feierlichen Events oder dergleichen anstehen. Eigentlich ist es ganz besonders dann wichtig kompromisslos zu sein. Solche Widerstände zu überwinden wird den Prozess merklich beschleunigen!

Schritt 1: Flüssigkeitszufuhr auf Wasser und ungesüßte Tees beschränken

Das Fundament einer gesunden Ernährung bildet eine saubere Flüssigkeitszufuhr. Will heißen keine Limonaden, künstliche Säfte, alkoholische Getränke oder sonstigen Ausdünstungen der Getränkeindustrie. Einzig Wasser und ungesüßte Tees sollen getrunken werden. In kleinen Mengen sind zusätzlich Kaffee und Milch erlaubt, aber die Flüssigkeitszufuhr von 3-5 Litern täglich sollte mit Wasser und ungesüßten Tees gedeckt werden.

Wer bisher wenig auf sein Trinkverhalten geachtet hat, wird durch diesen Schritt schon nach wenigen Wochen große Veränderung beim Wohlbefinden, bei der Leistungsfähigkeit und der Gesundheit feststellen. Anfangs wird es vielleicht ungewohnt sein so viel zu trinken. Versuchen Sie stets eine große Wasserflasche in Ihrer Nähe zu haben und trinken sie so oft wie möglich. Das Durstgefühl ist nicht unbedingt ein guter Gradmesser, denn sobald dieses einsetzt, ist der Körper bereits leicht dehydriert. Davon abgesehen verwechselt man ein Durstgefühl allzu schnell mit Hunger und isst dann anstatt zu trinken. Versuchen Sie daher einfach auf die Menge von 3-5 Litern zu kommen, auch wenn Sie anfangs vielleicht noch nicht so viel Durst verspüren. Es ist grundsätzlich natürlich immer problematisch, gegen natürliche Instinkte zu diskutieren. Hier ist es allerdings deshalb angebracht, weil unsere heutige Lebensweise eher unnatürlich ist und das einige negative Folge nach sich zieht. Unter anderem sind viele Menschen nicht mehr vollständig in der Lage die Signale ihres Körpers richtig zu deuten oder auch nur wahrzunehmen. Das Informationszeitalter sorgt für reichlich Ablenkung, sodass der Blick nach innen bei vielen wenn überhaupt nur sehr selten stattfindet.

Wenn Sie ein paar Wochen lang versuchen mehr als üblich zu trinken, auch wenn sie möglicherweise keinen dringenden Durst verspüren, wird sich der Körper daran anpassen. Er wird leistungsfähiger und gesünder, weil er jetzt mit ausreichend Flüssigkeit versorgt wird, was bisher vermutlich nicht der Fall war. Nach etwa 4 Wochen sollte das neue Trinkverhalten zur Routine geworden sein, sodass mit Schritt 2 fortgefahren werden kann.

Schritt 2: Gemüsezufuhr erhöhen

Weithin hört man von der Empfehlung 5 Portionen Obst und Gemüse täglich zu essen. Ich denke das stellt wenn überhaupt das Minimum dar. Unter einer Portion verstehen viele ein Stück Obst hier, eine Karotte da. Aber wer einmal die Zufuhr von Obst und vor allem Gemüse über einen längeren Zeitraum erhöht, merkt überhaupt erst wie stark die gängigen Ernährungsformen vom Mikronährstoffmangel geprägt sind. Obst ist lecker und durchaus nährstoffreich, enthält aber auch teilweise wie bereits erwähnt eine Menge Zucker. Was den Menschen vor allem fehlt ist Gemüse. Die kalorienarme und nährstoffreiche Beschaffenheit macht

Gemüse zum idealen Mikronährstofflieferanten. Geben Sie daher jeder Mahlzeit mit Ausnahme der direkt vor und nach dem Workout eine Portion buntes Gemüse bei. Der Schwerpunkt der Gemüsesorten liegt auf der Farbe Grün – Brokkoli, Porree, Zucchini, grünes Blattgemüse etc.

Idealerweise macht das Gemüse 33% des Tellers einer Hauptmahlzeit aus. Bei Zwischenmahlzeiten sollte der Gemüseanteil gar 50% oder mehr betragen. Versuchen Sie vor allem auch frisches, unverarbeitetes Gemüse wie verschiedene Blattsalate, Paprika, Radieschen, Karotten und Co. auf den Speiseplan zu setzen, weil eine Erhitzung dazu führen kann, dass wertvolle Nahrungsenzyme zerstört werden.

Gehen Sie bei der Erhöhung der Gemüsezufuhr schrittweise vor. Erhöhen Sie die Gemüsezufuhr *im Verlaufe* der nächsten 3-4 Wochen auf das angegebene Maß. Wer nämlich bisher wenig Gemüse gegessen hat, kann durch die geballte Nährstoff- und Ballaststoffzufuhr verdauungstechnisch überfordert werden. Sobald das Ziel von 33% bei Hauptmahlzeiten und über 50% bei Zwischenmahlzeiten erreicht ist, können Sie mit dem nächsten Schritt fortfahren.

Anmerkung: Die hier angegebenen Prozentwerte sind Richtlinien, um eine gesunde, ausgewogene Ernährung zu verinnerlichen. Wenn es später dann darum geht Muskeln auf- oder Fett abzubauen, werden sich die Werte ändern. Auch wenn das in den entsprechenden Kapiteln noch erklärt wird gilt grundsätzlich: Mehr Gemüse beim Fettabbau, *etwas* weniger Gemüse beim Muskelaufbau.

Schritt 3: Verarbeitete Lebensmittel streichen

Industrieprodukte eine Zeit lang restlos zu streichen und auf Natur pur zu setzen ist einer der größten, wichtigsten und wirkungsvollsten Schritte, den man auf dem Weg zu einer gesunden, leistungsorientierten Ernährung überhaupt durchführen kann. Er gehört allerdings gleichwohl auch zu den Schwierigsten. Im 6-Punkte-Plan ist das jetzt die entscheidende Phase. Wer diese Hürde meistert, hat den Durchbruch geschafft. Dafür ist aber einiges an Disziplin nötig, da viele Menschen wie bereits erwähnt nach Süßigkeiten und Fast-Food regelrecht süchtig sind. Schritt 3 ist der ultimative Gradmesser für Ihre Disziplin. Sehen Sie es als Herausforderung an. Schaffen Sie es 4 Wochen lang auf verarbeitete Lebensmittel zu verzichten und nur Produkte zu konsumieren, deren Zutatenliste aus lediglich einer Zutat besteht? Keine Geschmacksverstärker, keine Aromen, keine Farbstoffe, kein künstlicher Zucker, keine zusätzlichen Pflanzenfette – einfach Natur pur!

Vier Wochen sind nicht lang, können sich aber subjektiv wie eine Ewigkeit anfühlen. Der listige Verstand wird sich möglicherweise schon nach kurzer Zeit einschalten und den Sinn der Sache in Frage stellen.

Warum quäl ich mich nach einem so harten Arbeitstag auch noch mit der Ernährung rum?

Ein kleiner Schokoriegel tut doch niemandem weh.

Die Dosis macht das Gift.

Heute ist das WM-Finale und das gibt es ja nun wirklich nicht jeden Tag – da kann man sich doch mal was gönnen.

Der Döner hat ja immerhin auch viel Gemüse, das ist doch ein guter Kompromiss.

Es wird viele, viele Ausreden und Möglichkeiten zu Kompromissen geben. Halten Sie durch! Sobald Sie Ihr Verlangen überwunden haben, können Sie sich ruhig ab und an etwas gönnen, aber solange das Junkfood noch Ihr Unterbewusstsein beherrscht sind Ausnahmen tabu!

Schritt 4: Für Vielfalt sorgen

Das ist mit großer Wahrscheinlichkeit der leichteste Schritt, weil eine Ernährungsvielfalt nicht nur gesünder sondern auch schmackhafter und interessanter ist. Niemand mag eintönige Ernährungspläne, Menschen wollen Abwechslung. Daher gestalten Sie Ihre Ernährung möglichst abwechslungsreich. Variieren Sie die Proteinquellen, Gemüse, Obst, Gewürze, Kräuter und alles was sonst noch so auf dem Teller landet. Denken Sie aber daran Schritt 4 nach Schritt 3 zu gehen. Die Ernährung sollte also trotzdem noch möglichst naturbelassen sein, auch wenn wie angekündigt kleinere Ausnahmen zu besonderen Anlässen keinen Beinbruch darstellen.

Schritt 5: Energie- und Proteinzufuhr regulieren

Der nächste Schritt besteht darin die Energiezufuhr so zu gestalten, dass sie der Leistung zuträglich ist und gleichzeitig dabei hilft eine schlanke, muskulöse Figur zu erhalten. Hier werden die Ernährungsregeln 4 und 6 verarbeitet. Fügen Sie jeder Mahlzeit eine Portion hochwertige Proteine hinzu. Sie sind die Bausteine der Muskulatur, sättigen und verbrauchen zur Verdauung am meisten Energie. Fisch, Fleisch, Geflügel oder Eier sollten etwa 33% einer großen Mahlzeit ausmachen. Zwischenmahlzeiten können auch weniger Protein enthalten. Hier sind beispielsweise Nüsse gute Quellen, weil sie reichlich hochwertige Fette enthalten.

Womit wir auch schon beim nächsten Punkt sind. Finden Sie gemäß Ernährungsregel 6 die Balance aus Kohlenhydraten und Fetten. Beschränken Sie die Kohlenhydratzufuhr aus Obst und komplexen Quellen auf die Zeit zwei Stunden vor bis zwei Stunden nach einem Workout. Setzen Sie außerhalb dieses Fensters verstärkt auf fettreiche Produkte wie fettigen Fisch, fettiges Fleisch, Eier, Avocados, Öle und Nüsse.

Die Energiequelle (Kohlenhydrate oder Fette) macht ebenfalls etwa 33% einer Hauptmahlzeit aus. Bei einer Zwischenmahlzeit kann der Wert natürlich auch geringer oder etwas höher werden.

Unterm Strich besteht eine Hauptmahlzeit im Idealfall also aus *ungefähr* 33% Gemüse, 33% Protein und 33% Energiequelle. Snacks enthalten wenigstens 50% Gemüse und als Restanteil eine Mischung aus Proteinen und Fetten oder Kohlenhydraten. Selbstverständlich müssen solche Prozentzahlen nicht spartanisch genau befolgt werden. Es kann leicht grob abgeschätzt und hin und wieder ein wenig variiert werden – alles kein Problem. Diese Zahlen sollen nur eine grobe Orientierung für eine grundlegend ausgewogene, gesunde Ernährung darstellen.

Schritt 6: Niveau halten

Der letzte Schritt ist der einzige, der definitiv länger als 4 Wochen dauert – nämlich idealerweise ein Leben lang. Es bringt nicht viel, die einzelnen Schritte abzuarbeiten und dann allmählich wieder in alte Muster zu fallen. Ein gewisses Ernährungsniveau sollte auch langfristig gehalten werden. Zumindest sollten Ausnahmen tatsächlich auch Ausnahmen bleiben. Beobachten Sie sich daher selbst und achten Sie darauf, dass Ausnahmen nicht zur Routine werden, denn das kann schneller passieren als man manchmal glauben mag. Alte Gewohnheiten ähneln einer schleichenden Vergiftung – lange Zeit merkt man gar nicht richtig, dass sie sich nach und nach wieder ins Leben schleichen. Mit der Zeit und Gewöhnung kommt stets auch die Nachlässigkeit, sodass der innere Schweinehund neue Nahrung und die Möglichkeit erhält, alte Gewohnheiten erneut aufleben zu lassen. Bleiben Sie wachsam!

11.4 Supplemente

Das Thema Supplemente erhält immer mehr Einzug in den Kraftsport, schließlich versucht jeder Athlet das Bestmögliche aus seinem Workout herauszuholen und schnellstmögliche Erfolge zu erzielen. Da kommen die Versprechungen der Supplemente-Industrie, die zumeist auch die Stimme von Profis als Sprachrohr benutzt, gerade recht. Aber was ist wirklich dran an der Supplemente-Magie? Nichts als Humbug oder doch kraftvolle Unterstützung beim Training?

Weder noch. Grundsätzlich zu sagen Supplemente seien nutzlos wäre ebenso falsch wie zu behaupten sie seien echte Wundermittel. Es gibt gute, nützliche Supplemente und ebenso gibt es nutzlose Chemiebomben. Es ist schade, dass der Hype um Nahrungsergänzungsmittel in letzter Zeit vollkommen aus dem Ruder gerät und dadurch die wenigen wirklich wirkungsvollen Nahrungsergänzungsmittel allmählich aus den

Augen verloren werden. Es kommen die verschiedensten Formeln unter den verrücktesten Namen auf den Markt, die alle das Blaue vom Himmel versprechen. Manche Hersteller erfinden teilweise irgendwelche stark klingenden Namen für Inhaltsstoffe, die überhaupt keine (positive) Wirkung haben oder nicht einmal existieren.

Da die allermeisten Athleten einen begrenzten Geldbeutel haben und daher nicht unbedingt haufenweise Geld für nutzlose Produkte, die höchstens über den Placebo-Effekt positiv wirken, aus dem Fenster werfen wollen, gilt es sich auf die wesentlichen Ergänzungsmittel zu beschränken. Daher möchte ich Ihnen die wenigen wirklich nützlichen Supplemente vorstellen. Sie sind nicht exotisch und teilweise schon weitläufig bekannt, zählen aber nicht ohne Grund zu den Klassikern – das sind die Supplemente, die wirklich sinnvoll sind und Ihre Trainingserfolge verbessern können.

Sinn und Zweck

Bevor ich Ihnen allerdings die besagten Supplemente vorstelle, möchte ich hier und jetzt eines klarstellen: Supplemente sind nie, nie, nie Bedingung für den Trainingserfolg! Ich habe schon oft mit Athleten zu tun gehabt, die darüber klagten keine Trainingserfolge zu haben und daraufhin fragten welche Supplemente ihnen helfen können. Das ist ein vollkommen falscher Ansatz. Wenn Sie mangelhafte Trainingserfolge verzeichnen, läuft irgendetwas Grundsätzliches falsch. Eine schlechte Trainingsplanung, eine unausgewogene Ernährung, ein chaotischer, stressiger Lebensstil oder eine mangelhafte Einstellung bzw. Willensstärke zählen zu den häufigsten Fehlerquellen.

Trainingsplanung, Ernährung, Lebensstil und Willensstärke – das sind die wichtigsten Faktoren für erfolgreiches Training. Die Nahrungsergänzung bildet wie der Name schon sagt tatsächlich nur eine Ergänzung. Sie kann den eigenen Bemühungen das Sahnehäubchen aufsetzen, aber nicht mehr. Bewerten Sie also Supplemente nicht über und versuchen Sie damit auf keinen Fall eine mangelhafte Ernährung zu kompensieren wie es so viele andere Athleten erfolglos probieren – es funktioniert einfach nicht. Das hat es nie und wird es höchstwahrscheinlich auch nie - jedenfalls nicht in absehbarer Zeit.

Kreatin und Protein

Kommen wir nun zu den wichtigsten und wirkungsvollsten Supplementen, die für ambitionierte Athleten eine Überlegung wert sind. Die beiden bedeutendsten Vertreter sind Proteinpulver und Kreatin. Kreatin Monohydrat wurde schon in vielen Studien diverse positive Auswirkungen, unter anderem auf Kraft und Regeneration, zugesprochen. Die Einnahme von Kreatin führt dazu, dass sich mit der Zeit die Kreatinspeicher der Muskeln füllen. In den Muskeln sorgt Kreatin als Teil des Kreatin-Phosphat-Systems im Prinzip für eine schnellere Regeneration des primären Energieträgers ATP. Das heißt durch Kreatin regeneriert man schneller, kann mehr Arbeit verrichten und daher schneller Kraft bzw. Muskeln aufbauen. Da die Kreatin-Supplementierung über die Sättigung der Muskelspeicher wirkt, dauert es eine Zeit bis sich die Wirkung vollständig entfaltet – in der Regel sind das ein paar Wochen. Übrigens geht daraus auch hervor, dass Anfänger in der Regel kaum oder gar nicht von Kreatin profitieren. Das liegt daran, dass ein Anfänger zu wenig Muskelmasse besitzt. Die gewöhnliche Menge an Muskelmasse kann über die körpereigene Kreatinproduktion und über die Nahrungszufuhr gesättigt werden. Erst wenn ein Athlet mehr Muskelmasse aufbaut wird der Punkt erreicht, an dem die normale Nahrung und Eigenproduktion für eine vollständige Sättigung nicht mehr ausreicht, wodurch eine Supplementierung hilfreich werden kann. Das tritt in der Regel frühestens nach 6-12 Monaten beständigen Trainings ein. Von da an hilft eine tägliche Ergänzung mit 3-5g Kreatin die Leistung zu verbessern. Der Einnahmezeitpunkt ist dabei vollkommen egal. Da allerdings Kreatin in Verbindung mit schnellen Kohlenhydraten besser verwertet wird, bietet sich die Einnahme direkt nach dem Workout an. Es sei auch angemerkt, dass es seitens des Körpers keine bekannte Toleranzausbildung gegenüber der Kreatineinnahme gibt, sodass eine dauerhafte Supplementierung kein Problem darstellt.

Proteinpulver helfen dabei den täglichen Bedarf an Eiweißen zu decken. Ein „Whey"-Protein bietet sich vor und nach dem Training an, da es ein hochwertiges Aminosäureprofil aufweist und sehr schnell verdaut werden kann, wodurch die Muskeln schnell mit Aminosäuren versorgt und daher schneller regenerieren können. „Casein"-Protein hingegen ist langsam verdaulich und eignet sich somit zur Nacht, um die Muskeln in Zeiten des Fastens mit Aminosäuren zu versorgen. Das ist speziell beim Muskelaufbau empfehlenswert. Alternativ kann statt einem Casein-Protein auch ein Mehrkomponenten-Protein verwendet werden. Dieses kann dann auch tagsüber gut genutzt werden, um bei Zeitnot trotzdem noch an hochwertiges Protein zu kommen – ein Shake zwischendurch ist wesentlich besser als ein Schokoriegel, Hot-Dog oder was man sonst noch so an Fast-Food in die Finger bekommt. Beim Mehrkomponenten-Protein gilt es darauf zu achten, dass keine minderwertigen pflanzlichen Eiweiße wie Weizen oder Soja enthalten sind.

Bei der Einnahme empfehlen sich 30g Portionen. Der Körper kann theoretisch auch höhere Dosierungen verwerten, allerdings sollte der Großteil der Proteinzufuhr ohnehin über natürliche Lebensmittel gedeckt werden und das Pulver nur ergänzen. Daher wären große Dosierungen Geldverschwendung.

Weitere Supplemente

Zwei weitere Supplemente sind unter bestimmten, im Folgenden näher erläuterten Bedingungen ebenfalls empfehlenswert: Vitamin D und Fischöl. Das besondere an diesen beiden ist, dass sie auch für normale Menschen, die nicht trainieren, hilfreich sein können.

Vitamin D stärkt unter anderem Knochen und Immunsystem. Es kann in geringeren Mengen über die Nahrung zugeführt werden, z.B. durch Lachs oder Eier. Der Großteil des Bedarfes wird allerdings durch Sonnenlicht gedeckt. Mit Hilfe von Sonnenlicht kann der Körper Vitamin D in ausreichenden Mengen selbst produzieren. Sonnenlicht ist allerdings im Winter sehr knapp, weshalb sich eine ergänzende Zufuhr in genau diesem Zeitraum lohnen kann – speziell um die allgemein hohe Krankheitsanfälligkeit zum Ende des Winters, die nicht zufällig dann eintritt, wenn die Vitamin D Speicher erschöpfen, zu überwinden. Ich selbst nehme den Winter über 1000 IE Vitamin D täglich. Weithin gelten bis zu 2000 IE pro Tag als unbedenklich. Allerdings halte ich mich lieber an niedrigere Dosierungen, weil Vitamin D im Körper gespeichert wird und eine dauerhafte Überdosierung zu einer Vergiftung führen kann.

Fischölkapseln liefern die wichtigen Omega-3-Fettsäuren EPA und DHA. Der gesundheitliche Nutzen ist den meisten Menschen hinreichend bekannt. Trotzdem konsumieren fast alle Menschen zu wenige Omega-3-Fettsäuren. Diese Fette sind essentiell und müssen über die Nahrung zugeführt werden. Das sollte selbstverständlich vor allem über Fisch geschehen. Fischöl ist dann eine sinnvolle Ergänzung, wenn Sie absolut keinen Fisch mögen oder er aus welchen anderen Gründen auch immer zu selten auf dem Speiseplan steht. In diesem Fall lohnt sich der Verzehr von 1-3g Omega-3-Fettsäuren aus Fischölkapseln mehrmals in der Woche.

Die vier genannten Produkte sind alle Nahrungsergänzungsmittel, die ich guten Gewissens empfehlen kann. Es gibt noch weitere durchaus wirkungsvolle Produkte wie beispielsweise BCAAs, L-Glutamin und Beta-Alanin. Allerdings ist es keine gute Idee sich mit chemischen Produkten zu überladen – seien sie auf dem ersten Blick auch noch so unbedenklich. Es ist schwer abzusehen, welche Langzeitfolgen sich möglicherweise daraus ergeben. Mal abgesehen davon, dass Nahrungsergänzungsmittel von großer Qualität auch nicht unbedingt günstig sind. In diesem Sinne rate ich es erst einmal bei Whey-Protein, Vitamin D im Winter und Fischöl bei zu geringem Fischkonsum zu belassen. Mit fortschreitender Trainingserfahrung kann dann noch Kreatin und eventuell ein Mehrkomponenten- oder Casein-Protein dazu kommen. Über den Rest können Sie sich wenn überhaupt in ein paar Jahren Gedanken machen, wenn Sie schon ein weit fortgeschrittener Athlet sind.

11.3.1 Steroide

Ich habe lange überlegt diese Rubrik aufzunehmen, denn eigentlich sollte jedem klar sein wie schädlich Steroide sind. Tatsache ist aber, dass viele Athleten sie dennoch nehmen, weshalb ich dazu noch ein paar Worte verlieren möchte.

Neben positiven Effekten auf die Erfolge des Trainings können Steroide ernsthafte gesundheitliche Schäden mit sich bringen, von denen Leberschäden, erhöhter Blutdruck, erhöhtes Krebs- und Herzinfarktrisiko, Störung des Hormonhaushaltes (inklusive der möglichen Gefahr einer Hängebrust) und Haarausfall nur einige darstellen. Es ist meine feste Überzeugung, dass Training nicht auf Kosten der Gesundheit gehen darf, denn Gesundheit ist letztlich Lebensqualität und Training dient dazu die Lebensqualität zu verbessern. Mangelhafte Gesundheit kann nicht durch große Bizepse kompensiert werden.

Es ist ein bisschen schade, dass einige professionelle Bodybuilder diesen Sport durch den Konsum schädlicher Stoffe in den Dreck ziehen. Wenn normale Menschen Bodybuilding hören, dann denken sie sofort an die fleischbepackten Maschinen auf der Bühne des Mr. Olympia. Diese Steroid-Athleten infizieren Trainingseinsteiger mit fragwürdigen Idealen und Zielen. Ich kann nur jedem raten solche Profis für ihren Trainingswillen und ihre Disziplin zu bewundern, aber darüber hinaus in Bezug auf die Verwendung von Steroiden und die allgemeine Vernachlässigung der eigenen Gesundheit keinem dieser Sportler nachzueifern. Es macht keinen Sinn das Aussehen vor die Gesundheit zu stellen, denn das wäre letztlich nur eine Fassade, die irgendwann einstürzen würde. Davon abgesehen lohnt es sich auch nicht sich extrem auf sein Aussehen zu versteifen. Athleten, die Steroide für den Muskelaufbau einnehmen, sind vernarrt in ihr eigenes Aussehen. Sie wollen um jeden Preis mehr Muskeln, um besser auszusehen, wovon sie sich wiederum mehr Respekt, Erfolg bei Frauen oder was auch immer versprechen. Aber was passiert, wenn irgendetwas, zum Beispiel ein Unfall oder eine Krankheit, dem Training im Wege steht? Diese Möglichkeit besteht ja durchaus.

Was wenn man ein paar Wochen im Krankenhaus liegt und Muskeln verliert oder gar dauerhaft nicht mehr trainieren kann? Für Menschen, die sich nur über ihr Aussehen profilieren können, bricht dann eine Welt zusammen. Sie verlieren schlagartig ihre Identität und ihren Lebenssinn. Aber selbst wenn nicht, so werden sie doch stets unzufrieden mit sich sein, weil es immer jemanden geben wird, der besser aussieht und sie selbst niemals ein perfektes Aussehen erreichen oder halten können.

Versteifen Sie sich daher nicht auf Ihr Aussehen. Es ist absolut in Ordnung und sogar sinnvoll, wenn Sie Muskeln aufbauen oder schlanker werden wollen, um damit Ihr Äußeres aufzupolieren, aber seien Sie sich darüber bewusst, dass Sie mehr sind als nur Ihr Äußeres und dass das Leben wesentlich mehr zu bieten hat. Unterm Strich: Finger weg von Steroiden!

11.5 Veganer und Vegetarier

Die Zahl der Vegetarier und Veganer nimmt immer weiter zu, denn viele Menschen halten solche Ernährungsweisen für ultimative Heilsbringer. Aus rein gesundheitstechnischer Sicht ist das allerdings sehr zweifelhaft. Letztlich ist die natürlichste aller Nahrungsquellen für den Menschen das Fleisch. Die Rede ist hier selbstverständlich vom echten, natürlichen Fleisch und nicht vom faden Abklatsch der Massentierhaltung. Das ist ein ganz entscheidender Punkt. Manche Experten oder Journalisten gehen nämlich allzu sorglos mit dem Auswerten von Studien um. Eine Studie ermittelt beispielsweise aus einer größeren Anzahl von Menschen, dass unter den Fleischessern mehr Krebsfälle vorkamen als unter Vegetariern oder Veganern. Nun zieht manch einer die falsche Schlussfolgerung, der Verzehr von Fleisch erhöhe das Krebsrisiko. Aber sehen wir den Tatsachen doch ins Auge: Noch in der Steinzeit lebten Menschen vom Jagen und Sammeln. Sie aßen jede Menge Fleisch, darauf gründet sich unsere gesamte Entwicklung. Und das soll auf einmal ungesund sein? Früher hatte vermutlich kein Mensch Krebs. Warum also sollte das Fleisch schuld sein? Hier lohnt es sich, ins Detail zu gehen. Warum sind mehr Krebsfälle unter den Fleischessern? Liegt es vielleicht einfach daran, dass sie generell nicht auf ihre Ernährung achten? Mehr Alkohol trinken, Süßigkeiten, Gebäck, Chips und kaum Gemüse verzehren? Heutzutage geben Studien in der Regel bestenfalls Auskunft über mögliche Zusammenhänge, aber sie liefern keine Kausalität.

Vegetarische und vor allem vegane Ernährungsweisen sind durch den Mangel geprägt. Das fängt wie vielerorts bereits bekannt beim Vitamin B12 an. Vitamin B12 kommt in ausreichender Menge nur in Fleisch vor. Da der Körper dieses Vitamin aber bei gefüllten Depots auch über Jahre hinweg speichern kann, ist das kurzfristig ein weniger großes Problem. Allerdings leiden Vegetarier und Veganer oftmals auch unter Mineralstoffmängel, so zum Beispiel Eisen und Zink. Es gibt darüber hinaus auch weniger weitläufig bekannte Probleme bei solchen Ernährungsstrategien. Beispielsweise profitieren besonders Vegetarier und Veganer von der Supplementierung mit Beta-Alanin und Kreatin, weil beide in der Natur vor allem in Fleisch vorkommen. Das macht sich für den Normalbürger kaum bemerkbar, für strebende Athleten ist das allerdings ein Problem. Weiterhin sind die Omega-3-Fettsäuren EPA und DHA bei pflanzlicher Ernährung Mangelware. Diese beiden sind in größeren Mengen vor allem in Fisch enthalten. Pflanzliche Omega-3-Fettsäuren können wie bereits erklärt zwar zu EPA und DHA umgewandelt werden, müssten dann aber in sehr großer Menge zugeführt werden.

Die Liste könnte weitergeführt werden, aber ich denke die Botschaft ist klar: Vegetarische und vegane Ernährungsweisen gleichen einer Mangelernährung. Wer also keine moralischen Bedenken hat, sollte lieber hin und wieder hochwertiges Fleisch und regelmäßig Fisch verzehren. Allerdings sind die meisten Veganer oder Vegetarier nicht nur aus gesundheitlichen, sondern vor allem aus moralischen Gründen dazu gekommen. Das ist etwas, das ich persönlich höchst respektabel finde, auch wenn ich diese Ansicht selbst nicht teile. Davon abgesehen finde ich es einfach grundsätzlich gut, wenn Menschen überhaupt ein Ernährungsbewusstsein haben. Viel zu viele Menschen kümmern sich kein bisschen um das, was sie essen. Sie lachen dann über Vegetarier und Veganer, kurz bevor sie sich den nächsten extra großen Cheeseburger reinstopfen. Diese Ignoranz gegenüber dem eigenen Körper und der eigenen Gesundheit ist es was wirklich bedauert werden sollte.

Lassen wir einmal die ganze Pro-Contra-Diskussion beiseite und nehmen an Sie wollen sich aus welchen Gründen auch immer vegan oder vegetarisch ernähren. Wie stellen Sie das am besten an, um dennoch schlank und muskulös werden zu können?

Bei einer pflanzlichen Ernährung ist besonders die Proteinzufuhr ein gewisses Problem, da die vom Aminosäureprofil her hochwertigsten Eiweiße in Fleisch und Fisch vorkommen. Eine beliebte pflanzliche Eiweißquelle ist Tofu. Davon kann ich jedoch nur abraten. Beispielhaft können die enthaltenen Phytoöstrogene genannt werden, die das Hormonsystem stören und möglicherweise auch zu Unfruchtbarkeit führen können. Auch Lektine und Isoflavone sind weitere Toxine, die das Hormonsystem aus dem Gleichgewicht und die Gesundheit schädigen können. Insgesamt ist Tofu schlichtweg überwertet und hat in einer ausgewogenen, gesunden Ernährung nichts zu suchen – zumindest nicht in größeren Mengen.

Was bleibt also als Proteinquellen übrig? Besonders gute Lebensmittel (nicht nur für Veganer) sind Nüsse, Samen und Kerne. Mandeln, Walnüsse, Pekannüsse, Leinsamen, Kürbiskerne und Sonnenblumenkerne sind nur einige Beispiele für Lebensmittel, die gute Mengen an Eiweißen und zudem wertvolle Fettsäuren enthalten. Darüber hinaus ist Quinoa eine hervorragende Proteinquelle, weil es ein komplettes Aminosäureprofil aufweist und zudem komplexe Kohlenhydrate und reichlich Ballaststoffe liefert. Vegetarier können außerdem in großer Menge Eier essen, die sehr hochwertige Eiweiße enthalten.

Grundsätzlich gilt für Vegetarier und Veganer umso mehr: Essen Sie vielseitig. Variieren Sie Ihre Lebensmittel noch häufiger, um Nährstoffmängeln vorzubeugen. Vielleicht können Sie sich auch mit einem kleinen Kompromiss anfreunden. Es muss nicht immer gleich der extreme Weg, der totale Verzicht sein. Wenn Sie nur ein- oder zweimal die Woche gesunden Fisch wie Lachs, Kabeljau oder Tilapia auf den Speiseplan setzen und dann noch einmal im Monat mit der Familie in ein Steakhaus gehen, kommen Sie einer ausgewogenen Ernährung schon sehr nahe und halten das Töten von Tieren auf einem absoluten Minimum. Letztlich müssen Sie die Entscheidung aber selbst treffen. In jedem Fall ist es respektabel, wenn Sie sich mit dem Thema Ernährung befassen und zum Wohle anderer Lebewesen selbst Verzicht ausüben. Wenn Sie also für sich eine Entscheidung getroffen haben, hinter der Sie mit Leib und Seele stehen, dann lassen Sie sich nicht beirren – weder von mir noch von irgendjemandem aus dem privaten Umfeld. Letztlich muss jeder seinen eigenen Weg finden.

11.6 Zielgerichtete Ernährung

Nachdem Sie grundlegende Ernährungsprinzipien verinnerlicht und die Einsteigerpläne durchgeführt haben, können Sie Ihre Ernährung auf Muskelaufbau oder Fettabbau ausrichten. Die Grundidee dahinter ist die Folgende: Zum Fettabbau wird ein Kaloriendefizit benötigt und Muskeln können nur mit einem Kalorienüberschuss effektiv aufgebaut werden. Unter gewissen Voraussetzungen kann auch beides zusammen funktionieren, doch dazu später mehr.

Grundlegend halten wir fest: Defizit für Fettabbau, Überschuss für effektiven Muskelaufbau. Kaloriendefizit bedeutet mit der Kalorienzufuhr unter dem Tagesbedarf zu bleiben und Kalorienüberschuss heißt es, wenn man mehr Kalorien zuführt als täglich verbraucht werden. Jetzt die spannende Frage: Woher weiß man eigentlich, dass man sich in einem Kaloriendefizit oder -überschuss befindet?

Folgen wir für einen Augenblick der gängigen „Experten"-Strategie. Als erstes wird einem empfohlen den täglichen Kalorienbedarf zu ermitteln. Dazu gibt es im Internet viele Kalorienrechner. Nutzen Sie einen davon. Haben Sie Ihren Bedarf ermittelt? Okay, jetzt nutzen Sie fünf weitere Kalorienrechner. Und jetzt die Preisfrage: Wie hoch ist Ihr täglicher Kalorienbedarf genau? Irgendetwas zwischen 1500 und 3000 Kalorien? Das hilft nicht wirklich weiter, denn von welchem Wert genau soll man denn jetzt die üblich empfohlenen 500 Kalorien abziehen, um in einem gesunden Defizit abzunehmen? Oder auf welchen Wert soll man die ebenfalls gängigen 300 Kalorien addieren, um Muskeln ohne viel Fett aufzubauen?

Kalorienrechner und Kalorienzählen können nicht die Lösung sein. Die Rechner sind deshalb ungenau, weil niemand genau den Bedarf ermitteln kann. Es ist erstens eine höchst individuelle Geschichte und zweitens ist der Bedarf nicht konstant. An manchen Tagen bewegt man sich mehr, manchmal sitzt man viel, manchmal rennt man zum Zug, muss dort stehen und die Koffer einer älteren Dame tragen. All das summiert sich und sorgt dafür, dass sich erhebliche Schwankungen des Energiebedarfs ergeben. Zumal auch die geistige Aktivität eine wichtige Rolle spielt. Das Gehirn macht 20-25% unseres täglichen Verbrauches aus und es braucht nicht viel Fantasie um zu erkennen, dass dieser Wert schwankt. Aber auch die Ernährung variiert täglich. **Wer kann schon genau sagen, wie viele Kalorien eines Lebensmittels verwertet werden?** Und wofür überhaupt? Es gibt so viele unbekannte Variablen, dass man einen Bedarf unmöglich vorhersagen kann. Davon abgesehen gibt es sowas wie einen Tagesbedarf eigentlich nicht. Der Körper denkt nicht tageweise sondern aktuell. Er weiß nur was er jetzt braucht. Es gibt also nur einen aktuellen Bedarf. Der Tag setzt sich aus Unter- und Überernährung zusammen. In einer Überernährung muss aber nicht zwangsläufig Fett aufgebaut werden. Beispielsweise kommen Kalorien direkt nach dem Training vor allem den Muskeln zu Gute.

Nun stellt sich also die Frage wie genau man die Kalorienzufuhr regulieren kann, um seine Ernährung auf Muskelaufbau oder Fettabbau auszurichten? Und die Antwort kann in einem einzigen Wort gegeben werden: Intuitiv!

Es geht darum verstehen zu lernen wie sich die Ernährung auf das eigene Körpergewicht und die Körperzusammensetzung auswirkt. Das kann letztlich nur mittels Beobachtung über einen längeren Zeitraum geschehen. Beobachten Sie stets die Auswirkungen Ihrer Ernährung auf den Körper. Reduzieren Sie langsam die Kalorien und beobachten Sie. Zeigt die Waage einen Gewichtsverlust? Zeichnet sich im Spiegel (auf einem Foto) ein Fettverlust ab? Weder noch? Dann weiter Kalorien reduzieren. Wie fühlen Sie sich dabei? Energiegeladen und motiviert? Dann ist alles gut. Oder fühlen Sie sich schwach und demotiviert? Dann ist das Kaloriendefizit zu groß. Kränkeln Sie oft? Dann fehlt es Ihnen an Nährstoffen – mehr Gemüse essen. Sie bauen keine Muskeln auf? Erhöhen Sie die Energiezufuhr. Sie bauen neben Muskeln viel Fett auf? Reduzieren Sie die Energiezufuhr wieder etwas und erhöhen Sie die Proteinzufuhr. Irgendwann entwickeln Sie dann ein grundlegendes Verständnis für Ihren Körper und wer dieses Verständnis entwickelt, lernt seine Ernährung rein intuitiv gemäß seiner Zielsetzung zu steuern. Von diesem Punkt an kann man spontan unter Berücksichtigung der aktuellen Lage richtige Entscheidungen treffen. Dabei bezieht man die eigene Gefühlslage, die körperliche Belastung, die Beobachtung der Körperzusammensetzung und all die anderen Unvorhersehbarkeiten des nicht-linearen Lebens intuitiv ein.

Eine intuitive Ernährung ist der einzige Weg das Maximum aus sich herauszuholen und die Ernährung an sein Leben anzupassen – statt andersherum. Dabei ist dieser Weg vor allem durch Nachhaltigkeit gekennzeichnet. Es dauert natürlich eine gewisse Zeit bis man das nötige Verständnis für seinen Körper entwickelt hat, doch ist dies erst einmal geschehen, lässt sich die Ernährung spielerisch leicht ohne größere Anstrengungen gemäß der individuellen Trainingsziele regulieren – das ist wahre Nachhaltigkeit. Oder haben Sie Lust darauf die nächsten Jahre täglich Ernährungstagebuch zu führen und Kalorien zu zählen? 99% der Menschen werden davon schon nach wenigen Monaten genug haben und schlimmstenfalls wieder in die alte, unbewusste Ernährungsweise zurückfallen. Die Alternative: Lernen Sie Ihre Ernährung intuitiv zu steuern. Beobachten Sie Ihre Körperkomposition und entwickeln Sie ein Gefühl für die Zusammenhänge. Wenn dies geschehen ist, können Sie die Ernährung mit den nun folgenden Anpassungen leicht auf Fettabbau oder Muskelaufbau ausrichten.

11.6.1 Fettabbau

Um möglichst viel Fett abzubauen und dabei die Muskeln zu erhalten, müssen einige kleine Regeln eingehalten werden. Das Grundprinzip besteht darin, den Stoffwechsel möglichst stark zu beschleunigen. Ein aktiver Stoffwechsel verbraucht viel Energie. Verlangsamen sich hingegen die Stoffwechselaktivitäten, sinkt der Energieverbrauch, die Motivation schwindet und am Ende des Weges steht der Jojo-Effekt.

Der Stoffwechsel lässt sich durch Training sehr gut ankurbeln, aber auch die Ernährung spielt hierfür eine große Rolle. Einerseits ist es wichtig, das Kaloriendefizit nicht zu groß zu gestalten. Dies kann erreicht werden, indem die Kalorien schrittweise reduziert und währenddessen Körpergewicht und Gefühlslage beobachtet werden. Dabei ist es wichtig nicht einfach nur weniger zu essen. Dadurch würde sich nur der Stoffwechsel verlangsamen und durch die fehlende Sättigung würde zudem der Heißhunger zuschlagen. Es geht also darum die Energiequellen - zuerst Kohlenhydrate und dann Fette - zu reduzieren und gleichzeitig die Zufuhr an Protein und Gemüse zu erhöhen. Eine hohe Proteinzufuhr schützt die Muskeln, denn wenn der Körper schon reichlich Protein zur Verfügung hat, wird er nicht auch noch im großen Stil eigenes Protein abbauen, da die Umwandlung von Proteinen zu Glukose (Energie) ein durchaus aufwändiger Prozess ist. Also primär Kohlenhydrate und sekundär Fette schrittweise reduzieren und gleichzeitig Protein- und Gemüsezufuhr erhöhen – bis der Fettabbau ins Rollen kommt.

Von da an ist es natürlich wichtig die Fettverbrennung am Laufen zu halten. Wie so oft ist auch hier der Stoffwechsel das Problem. Der Körper mag kein langfristiges Defizit, weshalb er seine Stoffwechselaktivitäten herunterfährt, um der Bedrohung angemessen zu begegnen. In Kapitel 4.10 haben wir daraus schon geschlossen, dass eine Diät nicht länger als ein 2-3 Monate andauern sollte. Aber auch in dieser Zeit ist es wichtig den Stoffwechsel an der Verlangsamung zu hindern und neben körperlicher Aktivität ist hierfür vor allem eines wichtig: Die Kalorienzufuhr sollte an einem Tag pro Woche deutlich erhöht werden, um einen

Überschuss zu erzeugen. Dieser Tag wird „Refeed-Day" genannt und er sorgt dafür, dass sich der Körper nicht an eine dauerhaft niedrige Energiezufuhr gewöhnen kann. An diesem Tag können auch ein bis zwei Schummelmahlzeiten erfolgen, um nicht die Motivation zu verlieren – psychologisch wie auch physiologisch ein Gewinn.

Ein Refeed-Day pro Woche, an dem man in ein leichtes Kalorienplus rutscht, sorgt also für die Nachhaltigkeit. Kombiniert mit der schrittweisen Kalorienreduktion und dem richtigen Trainingsprogramm wird es dem Körperfett dadurch schnell und nachhaltig an den Kragen gehen. Wenn ich schnell sage, meine ich damit aber nicht die üblichen Werbeversprechungen im Sinne von 20kg Fettverlust in 12 Wochen. Das können Sie vergessen, es ist unmöglich. Bestenfalls können Sie vielleicht 20kg *Gewichts*verlust erzielen, was aber nicht gleichbedeutend mit 20kg *Fett*verlust ist. Der Großteil des Gewichtsverlustes wird bei solch extremen Strategien von Muskelabbau und Wasserverlust erzeugt. Wer nachhaltig schlank werden will, muss der Sache unbedingt ausreichend Zeit einräumen. Ich bekomme immer wieder Anfragen von Leuten, die unbedingt ganz schnell für ein bestimmtes Ereignis große Mengen Fett verlieren wollen. Dabei ist die Gesundheit egal, Hauptsache am Ende steht ein schlanker Körper. Sie haben sich die Pfunde über viele Jahre hinweg angefuttert und wollen nun von heute auf morgen alles weghungern? Vergessen Sie es. So extrem es auch klingen mag: Sie haben es verbockt, also müssen Sie auch für die Konsequenzen einstehen. Seine Gesundheit mit Füßen zu treten, nur um jahrelange Versäumnisse auszugleichen, ist der falsche Weg. Ändern Sie Ihre Einstellung und dann packen Sie es an – nachhaltig, geduldig und trotzdem ehrgeizig. Sie haben den Körper, den Sie verdienen und wenn Sie einen anderen haben möchten, dann müssen Sie ihn sich eben verdienen – das geht nicht mit Pillen und Crash-Diäten. Es geht nur mit Arbeit und Zeit. Sie müssen aber unbedingt schnell abnehmen, damit das spezielle Kleid zur Hochzeit Ihrer Freundin passt? Kaufen Sie sich ein anderes. Auch wenn es taktlos sein mag: Wer seinen Körper ewig vernachlässigt, kommt nicht ungeschoren davon. Betrachten Sie es als Motivation, Ihren Körper und Ihr Leben niemals wieder schleifen zu lassen.

11.6.2 Muskelaufbau

Muskelaufbauernährung ist mir die liebste, weil sie im Kern sehr simpel ist: Essen Sie – viel! Effektiver Muskelaufbau erfordert enorm viel Energie, sodass er oftmals nur mit einer hohen Kalorienzufuhr von statten geht, denn der Körper muss signalisiert bekommen, dass er die energetisch kostspieligen Muskeln in Zukunft auch versorgen kann. Manche Experten empfehlen die Kalorienzufuhr langsam und schrittweise zu erhöhen bis eine Gewichtszunahme einsetzt – und es dabei dann zu belassen. Das heißt sie empfehlen einen kleinen Kalorienüberschuss, weil alles andere angeblich nur als Körperfett gespeichert wird. Das stimmt so allerdings nicht. Mit einigen leichten Anpassungen kann man dafür sorgen, dass der Körper auch bei einem großen Kalorienüberschuss vorrangig Muskeln aufbaut.

Der erste Schritt ist natürlich das Training, welches im Falle eines großen Überschusses extrem hart sein sollte. Programme wie das German Volume Training oder Hochfrequenztraining setzen große Wachstumsreize, die dafür sorgen, dass ein Großteil der zugeführten Energie für die Muskulatur aufgewendet wird.

Der zweite Schritt ist die zeitliche Beschränkung und das regelmäßige Wechselspiel mit dem Fettabbau. Stellen Sie sich folgende Situation vor: Sie haben die letzten zwei Monate ein Kaloriendefizit erzeugt und dabei viel Fett abgebaut. Sie haben Ihren Körper also dazu gezwungen seine heißgeliebten Fettpolster zu dezimieren. Und auf einmal erhöhen Sie schlagartig extrem stark die Kalorienzufuhr. Plötzlich essen Sie viel mehr und haben daher große Mengen überschüssiger Energie. Das ist die ultimative Chance für den Körper seine geliebten Depots wieder aufzufüllen. Auf die Hüfte damit! Er schüttet reichlich anabole Hormone aus und im Körper entsteht ein wachstumsfreundliches Milieu. Das heißt aber auch, dass eine gute Umgebung für den Muskelaufbau geschaffen wird.

Die Situation ist also die folgende: Der Körper schwimmt im puren Nährstoff- und Energieluxus. Er befindet sich im anabolen Modus, bereit an Substanz zu gewinnen. Was passiert nun, wenn gleichzeitig die Trainingsbemühungen drastisch intensiviert werden? Wenn tägliches Gewichtstraining oder die 10er Sätze aus dem German Volume Training die Muskulatur stark beschädigen und den Körper großen Strapazen aussetzen? Ganz klar, der Körper wird die Luxussituation dazu nutzen der Trainingsbedrohung zu begegnen – durch den Aufbau von Muskelmasse. Er hat gerade sehr viel Baumaterial und Energie zur Verfügung, warum sollte er sie also nicht dazu einsetzen sich selbst zu schützen? Die starke Erhöhung der Nahrungszufuhr sorgt also für große anabole Signale und bei gleichzeitiger Trainingsumstellung wird dadurch vornehmlich Muskelmasse aufgebaut.

Halten wir bis hierhin fest: Der Muskelaufbau sollte wie auch die Diät auf maximal 2-3 Monate beschränkt werden, sich regelmäßig mit dem Fettabbau abwechseln und mit einem intensiven, möglichst hochfrequentem Trainingsprogramm einhergehen, damit die hohe Kalorienzufuhr vor allem den Muskeln zu Gute kommt.

Es gibt noch einen weiteren Schritt, um den Fettaufbau zu minimieren und den Muskelaufbau zu maximieren, aber den kennen Sie eigentlich schon: Nährstofftiming im Sinne der sechsten goldenen Ernährungsregel. Es ist wichtig, dass die Kohlenhydratzufuhr (ausgenommen Gemüse) auf die Zeit um ein Workout herum beschränkt wird. Dieses Vorgehen erhöht die Insulinsensitivität, wodurch die ganze Energie im Workoutfenster für die Reparatur und den Aufbau der Muskeln genutzt wird. Weiterhin möchte ich Sie daran erinnern, dass auch sämtliche anderen goldenen Ernährungsregeln von fundamentaler Bedeutung sind – egal für welches Trainingsziel. Diese Regeln sind die Basis, auf der alle anderen Anpassungen aufbauen.

Die Alternative

Die beschriebene Vorgehensweise ist dafür gedacht möglichst viele Muskeln in möglichst kurzer Zeit aufzubauen. Wer die ganze Sache weniger extrem angehen möchte, kann die bereits angesprochene Strategie der langsamen Kalorienerhöhung verfolgen. Erhöhen Sie dabei solange die Kalorien bis Sie langsam einen Muskelaufbau spüren. Stoppen Sie dann die Erhöhung, denn bei gewöhnlichen Trainingsprogrammen wird tatsächlich vorrangig Fett aufgebaut, wenn der Kalorienüberschuss zu groß wird.

Hardgainer – wenn der Körper nicht zunehmen will

Zu guter Letzt möchte ich noch ein Wort über sogenannte „Hardgainer" verlieren. Hardgainer sind Menschen, die von Natur aus sehr schlank und schmächtig sind und nur schwer Muskeln (oder auch Fett) aufbauen können. Sie haben einen extrem schnellen Stoffwechsel und müssen daher deutlich mehr als normale Menschen essen, um Muskeln aufbauen zu können.

Als erstes muss hier festgehalten werden, dass die meisten Menschen, die sich für Hardgainer halten, einfach nur zu wenig essen. Subjektiv viel zu essen heißt noch lange nicht objektiv viel zu essen. Erst wenn bei einer Zufuhr von deutlich über 3000 Kalorien keine Gewichtszunahme erfolgt können wir von einem Hardgainer sprechen. Es stellt sich nun die Frage wie man als Hardgainer Muskeln aufbauen kann. Die Antwort darauf ist keine große Überraschung: Mehr essen. Ganz einfach. Wenn Sie nicht zunehmen, müssen Sie mehr essen. Und wenn Sie immer noch nicht zunehmen, müssen Sie eben noch mehr essen. Der Muskelaufbau stellt für einen Hardgainer einen starken Willensakt dar. Er muss essen, wenn er eigentlich satt ist. Essen, essen, essen und immer weiter essen. Es ist nicht leicht, aber wer es ernst meint und wirklich endlich Muskeln aufbauen will, wird es schaffen.

Aber auch hier gilt: Halten Sie sich weiterhin an die goldenen Ernährungsregeln, vor allem was die Naturbelassenheit der Lebensmittel angeht. Viele Hardgainer versuchen sich mit chemischen Energiebomben vollzustopfen, um ihre Kalorienzufuhr zu erhöhen. Das führt in den allermeisten Fällen allerdings zu einem Mikronährstoffmangel und in einer Mangelsituation - egal ob energetisch oder nährstofftechnisch - baut der Körper kaum oder keine Muskeln auf.

Nichtsdestotrotz müssen Hardgainer primär auf energiereiche Lebensmittel setzen. Fettreiches Fleisch und fettiger Fisch sind den mageren Varianten vorzuziehen. Komplexe Kohlenhydrate aus Süßkartoffeln, braunem Reis, Haferflocken, Quinoa und bei Hardgainern ruhig auch aus normalen Kartoffeln sollten in großer Menge konsumiert werden. Die Obstzufuhr kann auf besonders energiereiche Produkte wie Bananen, Äpfel und Weintrauben konzentriert werden. Nüsse werden aufgrund ihrer hohen Energiedichte zu einem absoluten Grundnahrungsmittel. Der vermutlich wichtigste Schritt ist die Zubereitung eigener Shakes. Flüssige Nahrung kann leichter verdaut werden und sättigt daher weniger – was gleichbedeutend mit einer potenziell größeren Kalorienaufnahme ist. Besorgen Sie sich einen leistungsstarken Mixer und trinken Sie regelmäßig Shakes aus Obst, Nüssen, Kernen, Samen, Proteinpulvern, Quark und Haferflocken. Variieren Sie die Zutaten und experimentieren Sie, um sich leckere Shakes zu kreieren. Kurz gesagt: Der Mixer ist Ihr bester Freund. Zu diesem Zweck können Sie auch die 6. goldene Ernährungsregel etwas aufweichen und Zufuhr von Obst und Haferflocken auf den gesamten Tag ausdehnen.

Darüber hinaus ist Milch ein hervorragendes Lebensmittel, um die Kalorienzufuhr zu erhöhen und gleichzeitig hochwertige Eiweiße zuzuführen. Milch ist ein starker Helfer beim Muskelaufbau. Achten Sie jedoch darauf nicht-homogenisierte Milch zu kaufen. Die homogenisierte Milch steht im Verdacht Auslöser für Allergien zu sein. Davon abgesehen erhöht sie merklich schneller den Blutzuckerspiegel, weil bei der Verarbeitung die Nährstoffteilchen unter hohem Druck zusammengepresst werden und daher leichter ins Blut gelangen können.

Letztendlich läuft es trotz all den nützlichen Tricks immer wieder auf die Willensstärke hinaus. Wenn Sie wirklich willens sind Muskeln aufzubauen, wird es auch klappen. Es wird vielleicht schwierig und unangenehm, aber es wird funktionieren. Alles, was Sie dazu brauchen, ist ein wirklich starker Wille.

Anmerkung: Diese Empfehlungen gelten wie generell alles in diesem Buch für Menschen ohne gesundheitliche Beeinträchtigung. In manchen Fällen können beispielsweise Schilddrüsenprobleme dazu führen, dass man nicht zunimmt. Lassen Sie sich daher vorsorglich gründlich untersuchen und klären Sie das weitere Vorgehen in einem solchen Fall mit Ihrem Arzt ab.

11.6.3 Fettabbau und Muskelaufbau

Die meisten Athleten wollen gleichzeitig Muskeln auf- und Fett abbauen – und erreichen dadurch oftmals weder das eine noch das andere. Muskelaufbau und Fettabbau sind zwei Prozesse, die nur sehr schwer gleichzeitig ablaufen können. Zum Fettabbau ist ein Kaloriendefizit, also eine Notsituation, notwendig und der Aufbau von Muskelmasse ist Luxus – in einer Notsituation gönnt sich der Körper keinen Luxus, jedenfalls nicht, wenn er es irgendwie vermeiden kann.

Allerdings kann mit der richtigen Strategie auch beides erreicht werden. Die Grundbedingung dafür ist ein außergewöhnlich hartes, hochfrequentes Trainingsprogramm. Der Körper muss durch das Training davon überzeugt werden, dass die Bedrohung durch den Trainingsstress größer ist als die Bedrohung durch das Kaloriendefizit. Das Training muss also so hart sein, dass der Körper keine andere Wahl hat und Muskeln aufbauen muss, um sich selbst zu schützen. Hochfrequentes Training ist deshalb wichtig, weil eine chronische Basisbelastung etabliert werden muss. Dadurch, dass jeder Muskel nahezu täglich gefordert wird, merkt der Körper, dass das Training zum Lebensstil gehört und wird dadurch zur Anpassung gezwungen.

Wer gleichzeitig Muskeln auf- und Fett abbauen möchte, muss zudem das Kaloriendefizit relativ gering halten und darüber hinaus die Gemüse- und Proteinzufuhr noch weiter erhöhen. Der Körper muss mit einer Vielzahl an Mikronährstoffen versorgt werden, um regenerieren und Muskeln aufbauen zu können ohne das Immunsystem zu schwächen. Die großen Eiweißmengen sorgen dafür, dass der Körper einen großen

Eiweißüberschuss erhält. Da die Umwandlung von Eiweiß zu Energie nicht allzu leicht ist, wird der Körper einen guten Teil der Eiweiße dafür nutzen Muskelmasse aufzubauen. Vergessen Sie nicht, dass Eiweiße von allen Makronährstoffen den mit Abstand größten Anteil an der Muskulatur besitzen.

Zusammengefasst sind also ein sehr forderndes, hochfrequentes Trainingsprogramm, ein kleines Kaloriendefizit und eine hohe Gemüse- sowie Proteinzufuhr notwendig, um gleichzeitig Muskeln auf- und Fett abbauen zu können. Weiterhin hat sich das bereits in Kapitel 9 angesprochene Carb-Cycling positiv für gleichzeitigen Muskelaufbau und Fettabbau bemerkbar gemacht. Beim Carb-Cycling wird schlicht und einfach die Kohlenhydratzufuhr an Trainingstagen erhöht und an Pausentagen reduziert. Letzteres geht mit einer leichten Erhöhung der Fettzufuhr einher. Die Idee dahinter ist, dass Kohlenhydrate die Hauptenergiequelle bei intensiven körperlichen Belastungen darstellen, wohingegen Fette primär bei niedrigintensiven Aktivitäten verbrannt werden.

Trotz all der Tricks müssen Sie sich allerdings darauf einstellen, nur langsam Fortschritte zu erzielen. Wer seine Körperzusammensetzung grundlegend und umfassend verbessern möchte, ist deutlich besser damit beraten Muskelaufbau und Fettabbau zu trennen. Beides zusammen ist für diejenigen gedacht, die mit ihrem Körper bereits grundlegend zufrieden sind – oder über göttliche Gene verfügen.

11.7 Vor und nach dem Workout

Den Mahlzeiten in den Zeitfenstern vor und nach dem Workout kommt beim Krafttraining eine besondere Bedeutung zu. Diese entscheiden einerseits über Ihren Zustand beim Training und andererseits über die Erholung. Zwar wird die Bedeutung zugegebenermaßen speziell in einigen Magazinen zum Teil deutlich überschätzt, dennoch ist eine angemessene Pre- und Post-Workout-Ernährung nicht zu verachten. Es sei allerdings angemerkt, dass die folgenden Empfehlungen lediglich einen Idealfall darstellen. Sie sollen nicht das Gefühl bekommen, dass ein

Workout nahezu sinnlos wäre, wenn nicht direkt davor und danach die richtigen Nährstoffe zugeführt werden – das ist nicht der Fall. Der Körper kann sich auch ganz gut selbst versorgen und auch wenn Nährstoffe erst später zugeführt werden, wird dadurch die Regeneration nicht automatisch extrem verlangsamt. Die folgenden Empfehlungen unterstützen die Erfolge, sind aber keine Bedingung dafür. Sollten Sie an manchen Tagen mal nicht dazu kommen sie umzusetzen, können und sollen Sie trotzdem trainieren gehen.

Pre-Workout

Beim Training benötigt der Körper vor allem eines: Energie. Allerdings dauert es auch eine ganze Weile bis Lebensmittel verdaut werden und deren Energie den Muskeln zur Verfügung gestellt werden kann. Daher beginnt die Pre-Workout-Ernährung schon etwa 2 Stunden vor dem Training. Zu diesem Zeitpunkt sollten Sie eine Mahlzeit bestehend aus einer ausgeglichenen Mischung von Kohlenhydraten, Proteinen und Gemüse einnehmen. Beim Muskelaufbau werden etwas mehr Kohlenhydrate als Proteine zugeführt und beim Fettabbau mehr Proteine als Kohlenhydrate. Gute Mahlzeiten würden aus Energiequellen wie Quinoa, Süßkartoffeln, Kartoffeln, braunem Reis oder Haferflocken, mageren Proteinquellen wie Tilapia, Hähnchenbrust, Seelachs oder Pute und verschiedenen Gemüsesorten wie Brokkoli, Blumenkohl, Rosenkohl und so weiter bestehen. Als *gelegentliche* Alternative für unterwegs tut es allerdings auch ein Vollkornsandwich mit Schinken, Käse, Gurken, Tomaten und Blattsalat.

Die nächste Pre-Workout-Mahlzeit erfolgt etwa 20 Minuten vor dem Training und dient vor allem dafür dem Körper zum Ende der Einheit und unmittelbar danach direkt die beiden wichtigsten Nährstoffe zur Regeneration zu liefern: Eiweiße und Kohlenhydrate. Kohlenhydrate werden zur Auffüllung der muskeleigenen Glykogenspeicher – Glykogen ist die Speicherform der Kohlenhydrate – benutzt. Die Auffüllung dieser Speicher ist der erste Schritt zur Regeneration. Darüber hinaus benötigt der Körper Eiweiße, um seine beschädigten Muskeln reparieren zu können. Die Tatsache, dass diese Mahlzeit in so kurzer Zeit vor dem Workout eingenommen wird, stellt besondere Bedingungen an sie. Das wichtigste ist, dass sie leicht verdaut werden kann, damit beim Training so viel Energie wie möglich von den Muskeln und nicht vom Verdauungsorgan genutzt wird. Fett gilt es aufgrund seiner langsamen Verdaulichkeit direkt vor und nach dem Training zu meiden. Die Mahlzeit besteht daher im Idealfall aus leicht verdaulichen sowie hochwertigen Eiweißen und Kohlenhydraten und genau dafür gibt es eine unschlagbare Kombination: Whey-Protein + Banane.

Das Whey-Protein wurde schon hinreichend besprochen. Das Schlüsselelement ist hier die Banane. Sie liefert viele einfache Kohlenhydrate und zudem für die Regeneration wichtige Mikronährstoffe wie Kalium und Magnesium. Manche Athleten nutzen stattdessen Maltodextrin, ein extrem schnell verdauliches Kohlenhydrat. Das kann ich allerdings nicht empfehlen, weil es keine Mikronährstoffe liefert und alles, was keine Mikronährstoffe liefert, entzieht sie zur Verarbeitung dem Körper. Zur Regeneration sind aber eben auch Mikronährstoffe wie Elektrolyte zwingend notwendig, weshalb einem naturbelassenen Lebensmittel in jedem Fall der Vorzug gegeben werden sollte. Unterm Strich: 30g Whey-Protein + 1 Banane sind etwa 20 Minuten vor dem Workout ideal.

Beim Whey-Protein empfiehlt sich übrigens die Einnahme eines Whey-Isolats, welches schneller als ein Whey-Konzentrat verdaut werden kann.

Post-Workout

Die erste Post-Workout-Mahlzeit wird unmittelbar nach dem Workout zugeführt. Sie dient dafür, die Regenerations- und Aufbauprozesse am Laufen zu halten und enthält genau die gleiche Nährstoff- und Lebensmittelkombination wie vor dem Workout: 30g Whey + 1 Banane. Wer sich im Muskelaufbau befindet kann zusätzlich weitere Obstsorten wie Heidelbeeren, Erdbeeren, Himbeeren, Birnen und Co. hinzufügen. Weiterhin können dem Post-Workout-Shake 3-5g Creatin hinzugefügt werden, weil, wie bereits im Supplemente-Kapitel erklärt, Creatin besser in Verbindung mit schnellen Kohlenhydraten aufgenommen werden kann.

Zum Schluss gilt es noch etwa 60-90 Minuten nach dem Workout eine vollständige Mahlzeit zuzuführen. Beim Muskelaufbau empfiehlt sich hier eine Kombination aus hochwertigen Eiweißen, komplexen Kohlenhydraten, gesunden Fetten und Gemüse, wobei der Schwerpunkt auf den Kohlenhydraten liegt. Im Prinzip kann die gleiche Mahlzeit wie 2 Stunden vor dem Workout eingenommen werden, mit dem Unterschied, dass bei der Proteinquelle verstärkt auf fettigere Varianten wie Lachs, Rumpsteak oder Eier zurückgegriffen werden sollte. Beim Fettabbau besteht die Mahlzeit 60-90 Minuten nach dem Training aus einer ausgeglichenen Mischung der drei Makronährstoffe und Gemüse.

11.8 Beispielpläne

Um die vorangegangenen Erkenntnisse zu veranschaulichen, finden Sie im Folgenden Beispielpläne. Sie können diese nach Belieben anpassen, solange Sie sich an die bereits vorgestellten Richtlinien halten. Auf Mengenangaben wurde bewusst verzichtet, denn wie schon erklärt müssen Sie diese selbst herausfinden und immer wieder anpassen. Beobachten Sie Ihr Gewicht und verringern oder erhöhen Sie je nach Ziel die Kalorien. Bleiben Sie flexibel – und das gilt auch die für die Uhrzeiten. Fühlen Sie sich auf keinen Fall dazu gedrängt nach der Uhr zu essen. Sie können das rein intuitiv und unter Berücksichtigung Ihres Hungergefühls abschätzen.

Beispielplan für Masseaufbau mit Training am Abend

Uhrzeit	Lebensmittel
7:00 Uhr	Rührei mit Spinat, (optional) 1 Glas Milch
10:00 Uhr	Salat mit vielen Nüssen, Handvoll Beerenobst, (optional) 1 Glas Milch
13:00 Uhr	Bio-Rinderhackbraten mit Erbsen und Karotten, (optional) 1 Glas Milch
16:00 Uhr	Süßkartoffel mit Brokkoli und Tilapia, (optional) 1 Glas Milch
17:00 Uhr	Banane, 30 g Whey-Shake
17:20 – 18:00 Uhr	Training
18:00 Uhr	Banane, 30 g Whey-Shake, (optional) weiteres Obst, (optional) 3-5g Creatin Monohydrat
19:00 Uhr	Lachs mit braunem Reis und grünem Spargel
22.00 Uhr	Magerquark oder Casein-Shake mit Nüssen, (optional) Handvoll Beerenobst

Die Milch ist speziell für Hardgainer gedacht, um die tägliche Kalorienzufuhr zu erhöhen.

Beispielplan für Masseaufbau mit Training am Morgen

Uhrzeit	Lebensmittel
7:00 Uhr	Banane, 30 g Whey-Shake
7:20 Uhr – 8:00 Uhr	Training
8:00 Uhr	Banane, 30 g Whey-Shake, (optional) weiteres Obst, (optional) 3-5g Creatin Monohydrat
9:00 Uhr	Süßkartoffel, Eier, Kaisergemüse, Handvoll Nüsse
11:00 Uhr	Nüsse, Beerenobst, (optional) 1 Glas Milch
13:00 Uhr	Shrimps und gemischtes Gemüse mit Kokosmilch, (optional) Brauner Reis
16:00 Uhr	Obstsalat, Nüsse, 1 Glas Milch
19:00 Uhr	Rumpsteak, gemischter Salat, (optional) 1 Glas Milch
22:00 Uhr	Magerquark oder Casein-Shake mit Nüssen, (optional) Handvoll Beerenobst

Beispielplan für Fettabbau mit Training am Abend

Uhrzeit	Lebensmittel
7:00 Uhr	Rumpsteak, gemischter Salat mit Nüssen
10:00 Uhr	Handvoll Beeren, Handvoll Mandeln
13:00 Uhr	Lachs, Kaisergemüse
16:00 Uhr	Brauner Reis, Putenbrust, Porree
17:20 Uhr – 18:00 Uhr	Training
18:00 Uhr	Banane, 30 g Whey-Shake
19:00 Uhr	Hähnchenbrust mit gemischtem Gemüse und Mandelmus, (optional) Quinoa
22:00 Uhr	(optional) Handvoll Nüsse

Wie Sie sehen wurde hier die Mahlzeit 20 Minuten vor dem Training gestrichen, um Kalorien zu sparen. Sie können diese Mahlzeit aber auch hinzufügen und stattdessen zur Einsparung von Kalorien einige der fettreichen Lebensmittel zuvor (Rumpsteak oder Lachs) mit mageren Varianten (beispielsweise Rinderfilet oder Seelachs) ersetzen. Sie sehen schon, es gibt viele Möglichkeiten mit der Kalorienzufuhr und den Lebensmitteln zu experimentieren, sodass keine Langeweile aufkommen muss.

Beispielplan für Fettabbau mit Training am Morgen

Uhrzeit	Lebensmittel
7:00 Uhr	Banane, 30 g Whey-Shake
7:20 Uhr – 8:00 Uhr	Training
8:00 Uhr	Süßkartoffel mit Schweinefilet und Rotkohl
11:00 Uhr	Handvoll Beeren, ein paar Nüsse
13:00 Uhr	Makrele mit Sauerkraut, (optional) Wildreis
16:00 Uhr	Gemischter Salat mit Nüssen
19:00 Uhr	Putenbrust mit Kaisergemüse und Mandelmus
22:00 Uhr	(optional) Handvoll Nüsse

Gleiches Spiel wie beim Fettabbau mit Training am Abend, nur dass hier die Mahlzeit direkt *nach* dem Workout entfällt. Wie bereits zuvor können Sie auch hier diese Mahlzeit einfügen und stattdessen im weiteren Tagesverlauf je nach Bedarf die Fette etwas reduzieren.

12 Regeneration

Erfolgreiches, nachhaltiges Training beinhaltet eine ausreichende Regeneration. Das ist speziell am Anfang wichtig, wenn die Bewegungen noch nicht sitzen und daher ein Höchstmaß an Konzentration und Frische notwendig ist, um die Technik dennoch bestmöglich bewältigen zu können. Vergessen Sie niemals, dass eine schlechte Technik die häufigste Ursache für Trainingsverletzungen darstellt.

Die Regeneration ist ein variabler Parameter. Man kann nicht vorhersagen wie lange der Körper benötigt, um von einem bestimmten Workout zu regenerieren. Das hängt von der Intensität, Frequenz und Dauer des Trainings sowie von der Ernährung, dem Lebensstil und der Versorgungssituation innerhalb des Körpers ab. Fakt ist allerdings, dass man den Körper dazu zwingen kann schneller zu regenerieren, indem seine starke Adaptionsfähigkeit ausgenutzt wird. Wenn dem Körper immer 72 Stunden zur Erholung gegeben werden, stellt er sich darauf ein. Wird hingegen die Erholungszeit reduziert, gewöhnt sich der Körper an die reduzierte Zeit und erholt sich schneller. Das heißt wer sich schneller von seinen Workouts erholen möchte, kann seine Trainingsfrequenz schrittweise erhöhen und den Körper somit zur Adaption zwingen. Doch es gibt natürlich auch noch weitere wichtige Faktoren, die im Übrigen auch ganz besonders beim Hochfrequenztraining wichtig sind, um die Regeneration zu fördern.

12.1 Stress

Stress ist ein wichtiger Faktor bei der Regeneration. Bestimmte Stresshormone wie Cortisol können die Regeneration behindern. Die Ausschüttung von Stresshormonen ist eine natürliche Reaktion des Körpers, um bei Gefahren leistungsfähig zu sein, d.h. um sein Leben rennen oder kämpfen zu können. Heutzutage allerdings kämpfen wir nicht mehr mit wilden Tieren, sondern vor allem mit Leistungs-, Konkurrenz- und Zeitdruck. Stress finden wir heute überall. Wenn sich der Zug verspätet, kommt man zu spät zu einem wichtigen Meeting, bekommt Ärger mit dem Chef, sorgt sich um die Karriere und wie man dann die Familie ernähren soll und so weiter. Es gibt unzählbar viele potenzielle Stressquellen, so genannte Stressoren, allerdings lösen sie nicht automatisch negativen Stress aus. Rein von der Definition her ist Stress nur die Hervorrufung einer physischen oder psychischen Reaktion auf äußere Reize. Beim Training erfährt der Körper beispielsweise auch Stress und der ist die Grundlage dafür körperlich zu wachsen. Auch auf psychischer Ebene können äußere Reize beim Wachstum helfen. Das Lesen eines guten Buches verursacht geistigen Stress. Im Gegensatz zum gängigen Bürostress schadet dieser der Regeneration allerdings nicht. Beim Lesen kann vielmehr der Körper entspannen und umso besser regenerieren.

Es geht also nicht darum Stress zu vermeiden, denn ohne Stress würden wir unser Wachstumspotenzial massiv vergeuden. Wir müssen zwischen negativen und positiven Stress unterscheiden lernen. Distress und Eustress sind die Stichwörter.

Entscheidend dafür welche Art von Stress wir erfahren ist die innere Einstellung. Wer entschlossen und begeistert an seinem Traumprojekt arbeitet und Spaß daran findet Herausforderungen zu meistern, erfährt positiven Stress. Er befindet sich im Flow, ist glücklich, zufrieden und ausgeglichen. Wer sich hingegen mit einem Projekt so gar nicht identifizieren und nur mit allergrößter Disziplin seinen Job erledigen kann, erfährt vorrangig negativen Stress. Durch zu viel negativen Stress wird das Gleichgewicht aus Spannung und Entspannung im Körper gestört, das Hormonsystem gerät aus den Fugen und langfristig wird die Gesundheit geschädigt.

Der Schlüssel ist also die Vermeidung von negativem Stress. Dafür sind zwei grundlegende Schritte zu unternehmen. Erstens sollten Sie sämtliche negativen Stressoren sofern es in Ihrer Macht liegt aus Ihrem Leben entfernen. Wenn Sie sich mit Ihrem Job nicht identifizieren können, müssen Sie sich einen anderen suchen. Das ist nicht leicht, es erfordert viel Mut und Entschlossenheit. Oftmals sieht man zunächst gar keine Möglichkeit dazu, doch in unserer heutigen Welt sind die Möglichkeiten nahezu unbegrenzt. Es bringt nichts sich immer wieder zu sagen es gäbe keinen Weg. Entscheidend ist nach einem Weg zu suchen bis man ihn gefunden hat. Ich bin vollends davon überzeugt, dass es immer einen Weg gibt und wer seinen Weg nicht findet, hat schlicht nicht lange und beharrlich genug gesucht. Wir werden nach gesellschaftlichen Dogmen erzogen und übernehmen daher unbewusst auch die Grenzen des gesellschaftlichen Denkens. Dies gilt es unbedingt zu überwinden. Der menschliche Geist ist ungemein kreativ und erfindungsreich. Er findet immer eine Lösung, doch nur wenn er auch frei danach suchen kann. Sie müssen lernen außerhalb der Konventionen zu denken, mit offenem Geist nach Lösungen zu suchen.

Sollte dies aus welchen Gründen auch immer nicht gelingen, ist für Sie der zweite Schritt umso wichtiger. Beim zweiten Schritt geht es darum alle negativen Stressoren, die außerhalb des persönlichen Einflussbereiches stehen, positiv zu gestalten. Das funktioniert indem Sie zu Herausforderungen transformiert werden. **Suchen Sie nach Herausforderungen.** Vielleicht können Sie versuchen Ihre Arbeit immer schneller zu erledigen. Oder Sie fordern sich heraus für immer längere Zeit 100% fokussiert zu sein. Sie können auch versuchen jeden Kunden zum Lachen zu bringen oder eine Zeit lang auf bestimmte Wörter wie „ich", „könnte", „müsste" und „sollte" zu verzichten. Seien Sie kreativ und gestalten Sie Ihren Job und alltägliche Aktivitäten zu erfreulichen Herausforderungen. Finden Sie einen spielerischen Zugang und entdecken Sie die Möglichkeiten. Der Zug kommt heute eine satte halbe Stunde später? Ärgerlich. Aber welche Möglichkeiten sich daraus ergeben! Wollten Sie nicht immer schon dieses eine Buch lesen? Oder vielleicht eine Runde meditieren? Oder Sie nutzen die Zeit um ein bisschen Yoga zu treiben oder Liegestütze und Kniebeugen durchzuführen oder mit der brünetten Schönheit auf zwei Uhr zu flirten. Jeder einzelne Augenblick ist eine geballte Ansammlung von Möglichkeiten und es steht Ihnen frei zu entscheiden welche Sie ergreifen. Wenn Sie sich also langweilen und wütend sind, liegt das nicht an äußeren Ereignissen, sondern an Ihrer inneren Wertung. Sie sehen dann beispielsweise eine Zugverspätung als verlorene Zeit an, doch liegt das nicht an der Zugverspätung, sondern daran, dass Sie es versäumen diese Zeit sinnvoll zu nutzen. Es liegt also ganz an Ihnen, ob Sie negativen oder positiven Stress erfahren. Im Sinne der Regeneration für das Training aber auch um im Leben generell glücklicher und erfüllter zu sein, empfiehlt es sich schnellstmöglich die Kontrolle über die eigenen Erfahrungen zu übernehmen und Distress so oft wie möglich mit Eustress zu ersetzen.

12.2 Atmung

Wir alle tun es, kaum einer beherrscht es – atmen. Die Atmung ist die Grundlage unseres Lebens. Wir können eine ganze Zeit lang ohne Nahrung und ohne Wasser leben, aber ohne Sauerstoff überleben wir höchstens ein paar Minuten. Das Atmen ist ein Automatismus. Es läuft unbewusst ab und das ist grundsätzlich auch gut so, denn wie sollten wir im Ernstfall handlungsfähig sein, wenn wir uns Gedanken um alle möglichen Körperfunktionen machen müssten?

Aber mit der Routine kommt immer auch die Nachlässigkeit. Kaum jemand ist sich heutzutage noch seiner Atmung bewusst, weshalb vielen gar nicht klar ist, dass sie einiges falsch machen. Viele Menschen ziehen den Bauch beim Einatmen ein, atmen oberflächlich in die Brust und durch den Mund. Aber eine saubere Atmung ist absolut wesentlich für Leistungsfähigkeit und Gesundheit. Die Atmung liefert nicht nur den lebenswichtigen Sauerstoff, sondern entgiftet auch den Körper. Atmung ist Entgiftung. Je tiefer wir atmen, desto reiner werden wir – körperlich wie geistig. Die Atmung hat unmittelbare Auswirkungen auf Körper und Geist. Eine ruhige, tiefe Atmung führt zu klaren, ruhigen Gedanken und einem energiegeladenen, gesunden Körper. Eine flache, schnelle, unregelmäßige Atmung hingegen führt zu chaotischen Zuständen im Geist und einer schleichenden Vergiftung des Körpers. Gefühle wie Panik und Nervosität werden von einer solchen Fehlatmung begünstigt.

Die Atmung ist für die Regeneration ein Schlüsselelement. Daher gilt es sich regelmäßig seiner Atmung bewusst zu werden und sie zu vertiefen. Versuchen Sie im Alltag und ganz besonders wenn Sie unter Stress stehen tief und gleichmäßig in den unteren Bauch zu atmen. Spüren Sie, welchen Weg die reine, vitalisierende Luft nimmt und wie sie den Körper belebt. Atmen Sie ebenfalls gleichmäßig, langsam und ruhig wieder aus. Spüren Sie die entgiftende Wirkung.

Besonders wichtig für die Regeneration ist die Atmung nach dem Training. Wie bereits erklärt hat die Atmung unmittelbare Auswirkungen auf Körper und Geist. Nach dem Training gilt es so schnell wie möglich in den Ruhe- und Erholungsmodus zu kommen, um die Regeneration einzuleiten. Das funktioniert am besten indem man den Atem kontrolliert, beruhigt und vertieft. Konzentrieren Sie sich nach dem Duschen nach jedem Workout 5 Minuten lang auf Ihren Atem. Beruhigen und vertiefen Sie ihn. Atmen Sie 5 Sekunden lang ein und 8 Sekunden lang aus – sanft, gleichmäßig und vor allem durch die Nase, welche schädliche Partikel aus der Luft filtert.

Diese Atemroutine nach dem Workout wird Ihre Regeneration merklich fördern. Ich würde sogar so weit gehen zu sagen, dass sie nicht weniger wichtig als die Post-Workout-Ernährung ist. Ich habe vor langer Zeit einmal selbst ein kleines Experiment durchgeführt. Es war zu einer Zeit, in der ich sehr hochfrequent, nämlich mit mehreren Einheiten täglich, trainiert habe. Klar ist, dass ich dabei der Regeneration besonders viel Beachtung schenken musste. Doch selbst mit einer nahezu perfekten Ernährung, einem angepassten Lebensstil und regelmäßigen Meditationen (dazu kommen wir gleich noch) schien die Erschöpfung zunehmend größer zu werden. Ich musste also etwas ändern, wollte aber unbedingt weiter mehrmals täglich trainieren. Die einzige Lösung, die mir einfiel, war die Erhöhung meiner Ruhezeiten. Wir alle wissen um die regenerativen Fähigkeiten eines gesunden, langen Schlafes. Aber es ist nicht nur der Nachtschlaf, der für die Regeneration wichtig ist. Kleine Nickerchen über den Tag verteilt sind Goldwert, um die Regeneration zu beschleunigen. Beim sogenannten Powernapping schläft man nachts nur einige wenige Stunden und führt dafür mehrere Nickerchen täglich durch. Der Körper passt sich an, gestaltet seinen Schlaf effizienter und man kommt insgesamt mit weniger Schlafenszeit aus. Doch weniger Schlaf war nicht mein Ziel. Vielmehr wollte ich testen, ob ich nicht auch nachts lange schlafen und dennoch mehrere kleine Nickerchen durchführen könnte, um damit die Regeneration zu verbessern. Also versuchte ich nach jeder Trainingseinheit ein kurzes Nickerchen von circa 30 Minuten einzulegen. Es ist schwer unmittelbar nach dem Training so zur Ruhe zu kommen, dass man einschlafen könnte, daher habe ich die 5-minütige Atemübung eingeschoben, um Körper und Geist zu beruhigen. Was soll ich sagen, es hat geklappt! Meine Trainingserfolge haben sich deutlich verbessert und ich war den Tag über wesentlich fitter und kraftvoller. Allerdings ist es natürlich für die meisten Menschen nahezu unmöglich mehrmals täglich ein Nickerchen durchzuführen. Ich habe es während der Semesterferien ausprobiert und hatte daher nahezu unbegrenzt Zeit zur Verfügung. Als das nächste Semester dann losging, beschränkte ich mich auf die Atemübung und wie sich herausgestellt hat ist das bereits ausreichend, um die Regeneration einzuleiten und zu fördern. Ein Nickerchen wäre natürlich besser, stellt aber eine große organisatorische Herausforderung und zum Teil gar eine Unmöglichkeit dar. Die Atemübung hingegen kann immer und überall durchgeführt werden ohne dabei großartig Zeit zu beanspruchen. Mit anderen Worten: Machen Sie die Atemübung zur Routine nach Ihren Einheiten. Diese kurzen 5 Minuten machen sich vielfach bezahlt.

12.3 Meditation

Um Gelassenheit zu lernen, Körper und Geist tief zu entspannen und die Kontrolle über die eigenen Gedanken zu übernehmen, empfiehlt sich regelmäßiges Meditieren. Vielleicht verdrehen Sie gerade die Augen, weil Sie an einen religiösen Mönch denken, der Ihnen den siebenteiligen Pfad näherbringen will. Doch darauf möchte ich nicht hinaus. Obgleich die Meditation stark von Religion und Esoterik infiziert wurde, ist sie in Reinform für jeden gewinnbringend. Es geht hier nicht darum Erleuchtung zu erlangen, sondern um den Abbau von negativem Stress und um das Erlernen der Kontrolle über die eigenen Gedanken und Gefühle, um den negativen Stress in Zukunft auch bestmöglich von sich fernhalten zu können. Ich will das Ganze gar nicht unnötig verkomplizieren und schlage Ihnen daher hier eine mögliche Meditationsweise vor, die absolut nichts mit Religion und dergleichen zu tun hat. Betrachten Sie es einfach als Entspannungs- und Konzentrationsübung.

Legen Sie sich gestreckt auf den Rücken, lassen Sie die Füße zur Seite fallen, die Arme ausgestreckt neben dem Körper und die Schultern von den Ohren weg. Nun atmen Sie tief durch und entspannen Sie sich. Nehmen Sie jegliche Spannung aus dem Körper und bleiben Sie regungslos.

Fangen Sie nun an Ihre Gedanken zu beobachten. Gedanken kommen wie sie wollen, also unterdrücken Sie sie nicht, sondern akzeptieren Sie die aufkommenden Gedanken und lassen Sie sie wie Wolken einfach von dannen ziehen.

Das ist schwieriger als es klingt, aber genau so funktioniert die Übernahme der Kontrolle über die eigene Gedanken- und Gefühlswelt. Nach Monaten des Trainings werden Sie sich immer mehr unter Kontrolle haben und irgendwann für absolute Stille im Kopf sorgen können. Auf diese Art und Weise lernen Sie sich zu beherrschen und schädliche Gedanken nicht zu ergreifen.

Es ist wichtig bei der Meditation absolut regungslos zu bleiben. Dadurch bleibt ihr Fokus nach innen gerichtet und der Körper kommt zu einer derart tiefen Entspannung wie er sie selbst im Schlaf, wo wir uns unbewusst von Zeit zu Zeit etwas bewegen, nicht finden kann. Ein Jucken auf der Haut ist nur ein Gefühl, das Sie ebenso wie Gedanken einfach ziehen lassen können. Entspannen und beobachten Sie. Reagieren Sie nicht, seien Sie nicht aktiv. Nehmen Sie die neutrale, passive Position eines Beobachters ein. Fokussieren Sie sämtliche Energie auf die innere Wahrnehmung.

Im Alltag lassen wir unsere Gedanken permanent umherschweifen. Sie finden sich überall und nirgends, doch nur selten sind sie nach innen gerichtet. Aber genau das ist wichtig, um in einer hektischen, chaotischen Welt nicht den Bezugspunkt, die Orientierung, zu verlieren. Äußere Stabilität ist eine Fassade. Die einzige Stabilität, die Sie jemals bekommen können, finden Sie in Ihrem Inneren. Es ist vielleicht zu Anfang ungewohnt und möglicherweise werden Sie einen großen Widerwillen empfinden, sofern Sie den Blick nach innen stets gemieden haben. Doch mit der Zeit – und das kann ich versprechen – wird die Meditation zu einer wohltuenden, harmonischen Erfahrung. Der Grund dafür liegt in ihrer Reinheit. Im alltäglichen Leben schleppen wir allerlei Sorgen und Probleme mit uns herum. Sie beschäftigen uns, nagen an uns – wenn auch oft nur unbewusst. In der Meditation aber nimmt man die reine, unbelastete Rolle des Beobachters ein. Es gibt dann keine Probleme, weil es keine Wertung gibt. Man beobachtet und lässt los – ohne sich mit den aufkommenden Gedanken zu identifizieren.

Vielleicht fallen Ihnen jetzt viele Fragen zum Thema ein. Vergessen Sie diese Fragen. Die Meditation ist der Weg nach innen, das heißt es geht nicht darum die Antworten von außen zu erhalten. Fangen Sie einfach an. Legen Sie sich hin und lenken Sie Ihren Blick nach innen. Entspannen und beobachten Sie. So simpel ist es. Hören Sie auf nach dem „wie“ zu fragen, sondern probieren Sie es aus. Meditieren Sie so oft Sie wollen – im Sinne der körperlichen Regeneration möglichst täglich. Alles andere ergibt sich von selbst.

13 Mentale Trainingsbooster – den Flow finden

Körperliche Stärke kann nur mit einem starken Willen erreicht werden. Der Wille eines jeden Menschen besitzt gigantisches Potenzial. Leider wird das nur von den wenigsten Athleten genutzt – diese wenigen sind dafür aber auch die Erfolgreichen. Wir alle kennen die Geschichte von der Mutter die ein Auto anhebt, um ihr Kind zu retten. Ein ähnliches Kraftpotenzial schlummert in jedem von uns, doch es wird aufgrund mangelhafter Koordination und Körperbeherrschung nicht genutzt. Mit einigen Mental-Tricks können Sie Trainingsleistung und -erfolge deutlich vergrößern. Dieser Abschnitt zählt zu den wichtigsten Kapiteln aus dem gesamten Buch, daher rate ich Ihnen diesen Teil sorgsam zu lesen und anzuwenden. Vergessen Sie aber nicht, dass der Geist ebenso wie der Körper zum Wachsen vor allem eines braucht: Zeit. Die Stärkung der Willenskraft ist ein langfristiger Prozess. Arbeiten Sie beharrlich an den Mental-Tricks und werden Sie dadurch zu einem willensstarken Athleten, der sein Potenzial nutzt statt es zu vergeuden. Zudem wird Ihnen das Training dadurch auch noch wesentlich mehr Freude bereiten. Warum? Weil Krafttraining zu einer stark erfüllenden Flow-Erfahrung werden kann.

Flow – Das Geheimnis des Glücks

Das Konzept des Flows geht zurück auf Mihaly Csikszentmihalyi, einem amerikanischen Psychologen. In seinem Buch *„Flow, das Geheimnis des Glücks"* (Klett-Cotta, 2010), aus dem alle in diesem Kapitel vorkommenden Zitate stammen, geht er der Frage nach, wie Menschen glücklich werden können. Geht das überhaupt? Liegt es in unserer Hand? Vieles im Leben entzieht sich unserer Kontrolle, aber fragen wir uns, ob wir das Glück in unseren eigenen Händen tragen, gibt es laut Csikszentmihalyi eine klare Antwort:

„Es ist keine Folge von angenehmen Zufällen. Es ist nichts, was man mit Geld kaufen oder mit Macht bestimmen kann. Es hängt nicht von äußeren Ereignissen ab, sondern eher davon, wie wir diese deuten – Glück ist vielmehr ein Zustand, für den man bereit sein muß. Menschen, die lernen, ihre inneren Erfahrungen zu steuern, können ihre Lebensqualität bestimmen; dies kommt dem, was wir Glück nennen, wohl am allernächsten." [S.14]

Glück hängt also nicht von äußeren Dingen ab, sondern liegt ganz allein in unserer Hand. Es geht darum psychische Energie einzusetzen, um dadurch Erfahrungen zu unseren Gunsten zu gestalten.

„Die besten Momente ereignen sich gewöhnlich, wenn Körper und Seele eines Menschen bis an die Grenzen angespannt sind, in dem freiwilligen Bemühen, etwas Schwieriges und etwas Wertvolles zu erreichen. Optimale Erfahrung ist daher etwas, das wir herbeiführen. Ein Kind etwa erlebt das, wenn es mit zitternden Fingern die letzten Klötze auf einen Turm legt, der höher als jeder andere ist, den es bislang gebaut hat; für einen Schwimmer ist es vielleicht der Versuch, den eigenen Rekord zu brechen, für einen Geiger, eine komplizierte Passage zu beherrschen. Für jeden Menschen gibt es Tausende von Gelegenheiten – Herausforderungen –, über sich selbst hinauszugehen" [S. 16]

Das ist der entscheidende Punkt. Im Flow befinden wir uns, wenn wir etwas Herausforderndes unternehmen, versuchen unsere Grenzen zu verschieben und über uns selbst hinauswachsen wollen. Genau darum geht es auch beim Krafttraining, was es potenziell zu einer enorm erfüllenden Erfahrung macht. Potenziell bedeutet, dass die Möglichkeit dazu besteht, doch sie muss aktiv ergriffen werden!

Der Flow will verdient sein

Für eine Flow-Erfahrung muss man investieren. Viele Menschen glauben man kommt mit der Leidenschaft zum Training quasi zur Welt. Das ist nicht so! Das Feuer lässt sich entfachen. Ich selbst hatte um ehrlich zu sein lange Zeit wenig Lust auf Training. Es kam mir wie eine Qual, ein

Opfer, vor, um meinen Traumkörper zu erhalten. Beim Training waren meine Gedanken meist anderweitig beschäftigt. Ich war nie ganz bei der Sache, denn die Sache bereitete mir wenig Freude. Kein Wunder! Ich habe mich nicht gänzlich darauf eingelassen, war nicht bereit mentale Energie zu investieren.

„Beim optimalen Zustand innerer Erfahrung herrscht Ordnung im Bewußtsein. Dies tritt ein, wenn psychische Energie – oder Aufmerksamkeit – für realistische Ziele verwendet wird und die Fähigkeiten den Handlungsmöglichkeiten entsprechen. Die Verfolgung eines Ziels bringt Ordnung ins Bewußtsein, weil man die Aufmerksamkeit auf die gegebene Aufgabe richten und zeitweise alles andere vergessen muß." [S. 19]

Es geht also darum seine Aktivitäten auf ein Ziel auszurichten, bei den Aktivitäten selbst aber mit dem Geist komplett in der Gegenwart zu sein – das ist die Grundlage des Flows. Das zeigt auch, dass Sie investieren müssen, um mit dem Training glücklich zu werden. Die eigene Aufmerksamkeit zu steuern ist kein leichtes Unterfangen. Es kostet Einsatz und Überwindung, denn es wird stets zahlreiche, verlockende Ablenkungen geben. Doch mit der Zeit fällt es immer leichter sich auf die Gegenwart zu konzentrieren. Irgendwann wird es zum Selbstläufer, zum Automatismus. Ab diesem Punkt wird das Training nicht selten zum Höhepunkt des Tages. Es macht alle Sorgen, Probleme und Ängste vergessen, ordnet das Bewusstsein, regt die Durchblutung und den Stoffwechsel an, bringt den Hormonhaushalt auf Trab und sorgt für unvergleichliche Glücksgefühle bei der Erbringung neuer, persönlicher Bestleistungen. Wie glücklich ist ein zuvor eher unsportlicher Mensch, der seinen ersten Klimmzug geschafft hat? Wie groß ist die Freude, wenn die Gewichte bei den Kniebeugen die 100kg Marke durchbrechen? Krafttraining bietet bei jeder Einheit Herausforderungen, deren Überwindung einen Athleten durch die Steuerung der Aufmerksamkeit – ob bewusst oder unbewusst – zu erfüllen vermag.

Richten Sie bei jeder Trainingseinheit Ihre Aufmerksamkeit auf das Hier und Jetzt. Spüren Sie die Muskelkontraktion, fühlen Sie die Bewegung, den Pump. Es wird Sie vermutlich einiges an Überwindung kosten, die

Aufmerksamkeit während einer gesamten Einheit in die Gegenwart zu richten. Unser Verstand neigt dazu immer wieder Gedanken über Zukunft oder Vergangenheit einzustreuen – das ist die Quelle des Unglücks und der Demotivation. Zukunft und Vergangenheit überladen uns mit Problemen und Sorgen, der Augenblick hingegen ist rein.

Dies gilt für alle Aktivitäten auch über das Training hinaus. Ich merke es oft beim Schreiben. Wenn ich daran denke einen Artikel oder ein Kapitel eines Buches fertigzustellen, denke ich automatisch an den noch langen Weg dorthin. An die vielen Themen, die noch eingebaut werden müssen. An die Zeit die es kostet. An das, was ich stattdessen machen könnte. Wenn sich meine Aufmerksamkeit aber ausschließlich auf die gegenwärtigen Zeilen richtet, schreibe ich im Flow. Dann gibt es keine Demotivation, sondern nur den Fluss. Alle Gedanken sind auf die Tätigkeit selbst gebündelt und gestalten sie somit zu einer erfüllenden Erfahrung – für negative Gefühle ist dann kein Platz mehr.

Gerade der Trainingsanfänger muss sich also immer wieder seine Gedanken bewusst machen und die Aufmerksamkeit bewusst auf die Gegenwart richten. Die folgenden Techniken sollen Sie dabei unterstützen den Flow im Training zu finden und dadurch langfristig motiviert zu bleiben sowie bessere Ergebnisse zu erzielen.

13.1 Fokussieren

Bevor mit dem Training begonnen wird, müssen erst die Alltagsgedanken und -sorgen zum Schweigen gebracht werden. Wer sie mit ins Training bringt, vergeudet damit jede Menge Potenzial, denn sie lenken vom Wesentlichen ab und zerstreuen die Energie. Vor jeder Einheit sollte also zunächst der Fokus gefunden werden. Mit der folgenden Pre-Workout-Routine können Sie den Fokus finden und sich mental optimal auf Ihre Einheit einstellen.

1. Suchen Sie sich ein Waschbecken und füllen Sie dort Wasser ein (notfalls die Hände als Stöpsel nutzen). Visualisieren Sie das Wasser als alle Vergangenheits- und Zukunftsgedanken. Pläne,

Probleme, Stress, Träume und Schäume, all das befindet sich in diesem Wasser. Ziehen Sie den Stöpsel und sehen sie dem Wasser dabei zu, wie es in den Abfluss fließt – und mit ihm alle Alltagsgedanken. Diese Visualisierungstechnik reinigt den Geist. Sie klingt abstrakt, hilf aber ungemein sich gedanklich auf die Trainingseinheit einzustellen und alles andere hinter sich zu lassen.

2. Atmen Sie auf dem Rücken liegend 10mal tief in den unteren Bauch ein und aus. Legen Sie die Hände auf den unteren Bauch und spüren Sie wie er sich mit jedem Atemzug erhebt. Fühlen Sie den Weg des reinigenden Atems, zählen Sie die Atemzüge und entspannen Sie sich. Versuchen Sie den Atem so gut es geht zu vertiefen und atmen Sie gleichmäßig. Es erhebt sich nur der untere Bauch, nicht die Brust und auch nicht der obere Bauch!
3. Atmen Sie auf dem Rücken liegend 10mal tief in die Flanken ein und aus. Positionieren Sie die Hände knapp unterhalb des Brustkorbes auf den Flanken des Oberkörpers und fühlen Sie wie sie sich mit jedem tiefen Atemzug seitlich ausdehnen.
4. Atmen Sie auf dem Bauch liegend 10mal tief in den unteren Rücken ein und aus. Legen Sie die Hände auf den unteren Rücken und fühlen Sie die Dehnung in Folge der Atmung. Anfangs spüren Sie vielleicht kaum etwas, mit der Zeit wird der Atem aber immer tiefer, gezielter und deutlich spürbarer.
5. Atmen Sie aufrecht sitzend 4 Sekunden lang ein, halten Sie den Atem 4 Sekunden lang an, atmen Sie 4 Sekunden lang aus und pausieren 4 Sekunden, ehe Sie den Zirkel mit der erneuten Einatmung wieder von vorne beginnen. Führen Sie die von den Navy SEALs stammende sogenannte „box breathing"-Technik für einige Minuten durch. Atmen Sie stets so tief und gleichmäßig wie möglich. Versuchen Sie den Atem gleichmäßig in den unteren Bauch, die Flanken und den unteren Rücken (in den „Ring") zu lenken.

Diese Atemübungen helfen dabei den Kopf frei zu kriegen und die Aufmerksamkeit auf das Hier und Jetzt zu richten. Sie sind die perfekte

Vorbereitung auf das Workout. Machen Sie sie zur Routine und genießen Sie die Entspannung dabei.

13.2 Visualisieren

Eine kleine Visualisierungstechnik war bereits Teil des ersten Schrittes (Fokussieren). Nun geht es aber um das Workout selbst beziehungsweise darum die Satzpausen sinnvoll zu nutzen. Die Pausenzeit ist gleichzeitig bei den meisten Athleten die Zeit, in der die Gedanken abschweifen und der Fokus vom Training genommen wird. Das wirkt sich leider auch unmittelbar auf den Trainingssatz selbst aus und verringert die Leistung. Was kann man also in den Pausen tun, um nicht den Fokus zu verlieren? Visualisieren - und zwar den nächsten Satz. In der Pause sollten alle Gedanken bereits auf den nächsten Satz ausgerichtet werden. Stellen Sie sich genau den Bewegungsablauf des nächsten Satzes vor. Spielen Sie ihn mental in allen Einzelheiten durch. Visualisieren Sie nicht nur den Bewegungsablauf, sondern auch alle dazugehörigen Gefühle, Gerüche, Geschmäcker und verbinden Sie die Empfindungen mit Optimismus. Stellen Sie sich genau vor wie Sie den Widerstand überwinden und bewältigen.

Wer zudem gerade einen Rekordversuche starten möchte oder merkt, wie allmählich die Leidenschaft verloren geht, sollte seine Aggressivität erhöhen. Aggressionen können enorme Kräfte freisetzen. Kraft ist nichts anderes als Spannung und wer aggressiv an die Hantel geht, kann deutlich mehr Spannung aufbauen als jemand, der emotionslos bei der Sache ist. Davon abgesehen kann das Training dadurch zu einem wertvollen Ventil werden. Suchen Sie sich etwas, das Sie belastet und wütend macht – vielleicht Ihre Schwiegereltern, Terrorismus, Gewaltverbrechen, die Niederlage Ihres Lieblingsvereins, Ärger mit dem Chef, Diktatoren oder Leute, die unbedingt in den Zug steigen wollen noch bevor alle ausgestiegen sind. Visualisieren Sie die entsprechende Situation und bringen Sie sich in Rage. Wer seinen Ärger immer nur in sich hinein frisst, tut sich damit selbst langfristig gesehen keinen Gefallen. Entladen Sie Ihre Aggressionen lieber an der Hantel. Machen Sie sie zum Sündenbock und kanalisieren Sie dadurch Ihren Ärger in sinnvolle Bahnen. Unterschätzen Sie nicht den Wert dieser kleinen Technik. Sie steigert nicht nur Ihre Trainingsleistung enorm, sondern macht Sie auch außerhalb des Trainings zu einem ausgeglicheneren Menschen. Wenn Sie also über irgendetwas wütend sind, lassen Sie die Wut im Training raus. Sie müssen deshalb nicht bei jedem Satz und jeder Einheit zur Furie werden. Wenn aber die Leidenschaft nachlässt oder Sie unbedingt einen Rekord brechen wollen, ist diese Technik genau das Richtige, um in die Erfolgsspur zu finden.

13.3 Glauben

Krafttraining ist auch eine Glaubensfrage. Hier geht es allerdings nicht um eine höhere Macht und alte Bücher, sondern um den Glauben an sich selbst und seine eigene Stärke. Viele Athleten sind beim Training von Zweifeln geplagt. Schaffe ich mit dem Gewicht jetzt die Wiederholungszahl? Ist das nicht zu schwer? Passt das System überhaupt zu mir? Würde ich mit einem anderen Plan nicht besser fahren? Die Zweifel werden größer, wenn der Satz seinen Lauf nimmt, das Gewicht schwerer wird und Erschöpfung eintritt. Zweifel rauben Energie! Sie hindern uns an der Nutzung des gewaltigen körperlichen Potenzials, weil sie Aufmerksamkeit zerstreuen. Glauben Sie an sich und Ihre Stärke! Sie sind zu wesentlich mehr fähig als Sie je für möglich gehalten hätten. Im Training findet sich kein Platz für Analysen oder Zweifel. Es ist vollkommen angebracht außerhalb der Einheit zu reflektieren und zu hinterfragen. Aber beim Training selbst müssen Sie voller Überzeugung zur Tat schreiten.

Der Glaube gewinnt eine umso größere Bedeutung, je schwieriger die Gewichte werden. Bei Maximalkraftversuchen entscheidet der Glaube zu einem großen Teil über Erfolg und Misserfolg. Wer bei seinem Maximalgewicht Zweifel hat, der scheitert - und verletzt sich schlimmstenfalls. Beherrschen Sie Ihre Gedanken und räumen Sie Zweifeln keinen Platz ein. Vertrauen Sie sich und Ihrer Stärke. Sein Sie optimistisch! Das hat natürlich nichts mit Übermut zu tun. Ein gewisses Maß an Vernunft sei hier vorausgesetzt, denn auch mit dem stärksten Glauben wird jemand, dessen Trainingsgewichte normalerweise bei 50 kg liegen, nicht auf einmal 150kg bewältigen können. Es geht ganz einfach nur darum bei jeder Trainingseinheit von sich und seiner Stärke überzeugt zu sein und die Konzentration nicht durch überflüssige Zweifel zu zerstreuen. Machen Sie sich keine Gedanken darüber haargenau angegebene Wiederholungszahlen zu erreichen. Die Wiederholungen schwanken ohnehin oftmals je nach Tagesform. Konzentrieren Sie sich auf die Bewegung und versuchen Sie Ihr Bestes entsprechend Ihrer Tagesform zu geben.

13.4 Perfektionieren

Es ist die eine Sache, die beim unaufmerksamen Athleten stets schleift und vom erfolgreichen Athleten so gut es geht perfektioniert wird: Die Technik.

Perfektionieren Sie die Technik wo es nur geht. Versuchen Sie immer mehr Muskeln immer stärker anzuspannen. Beziehen Sie neben den Agonisten (Hauptmuskeln) auch die Antagonisten (Gegenspieler) ein, also beim Bankdrücken zusätzlich zur Brust beispielsweise auch die Rückenmuskeln. Machen Sie alle umliegenden Muskeln zu Synergisten, also Unterstützungsmuskeln. Kraft lässt sich nämlich übertragen - ein Prinzip, das sich Hyperirradiation nennt. Je mehr Muskeln in die Bewegung einbezogen werden, desto mehr Kraft kann entfaltet werden. Wer beispielsweise bei Kniebeugen neben den Quadrizeps (vordere Oberschenkelmuskeln) auch bewusst Waden, Beinbizeps (hintere Oberschenkelmuskeln), Hintern, Bauch und Rücken anspannt, erlangt eine deutlich größere Kontrolle über die Bewegung und vermag mehr Kraft zu entfesseln. Jegliche Form von Zittern und unkontrollierten Mini-Bewegungen zeugen von schlechter Technik. Perfektionieren Sie die Technik und machen Sie sie zum Automatismus. Wer beim Satz erst noch ewig überlegen muss, wie weit die Knie nach vorne dürfen oder wie die Hantel verlaufen sollte, zerstreut die Konzentration. Im Satz gilt es die Bewegung und die Kontraktion der Muskeln zu fühlen sowie den Spannungsaufbau zu maximieren.

13.5 Isolieren

Der letzte Schritt zum ultimativen Flow-Erlebnis und zur Höchstleistung. Isolieren Sie sich von der Außenwelt. Das ist die letzte Stufe der Aufmerksamkeitssteuerung. Wenn Sie es schaffen alles andere auszublenden, andere Athleten, die Stepper-Tante, das Klingeln eines Handys, dann gelangen Sie in den ultimativen Trainingsrausch - vergleichbar mit dem berühmten „Runners High“ beim Laufen. Sie finden sich in Ihrer eigenen kleinen Welt wieder, in der es nur Sie und den Widerstand gibt. Diesen Zustand erreichen nur wenige Athleten. Er ist schwer in Worte zu fassen, man muss ihn erlebt haben.

Diese Form der Höchstkonzentration ist für einen Anfänger nahezu unerreichbar. Er hat zu viele andere Dinge in den Kopf zu nehmen, die seine Aufmerksamkeit zerstreuen. Pausen, Gewichte, Wiederholungszahlen, Übungsreihenfolgen, Technik, Koordinationsversagen, die neuen Eindrücke im Studio, beeindruckende Leistungen von anderen Athleten. Irgendwann wird all das nebensächlich. Versuchen Sie sich immer weiter zu vertiefen und ganz bewusst immer weiter zu isolieren. Erschaffen Sie sich eine Art Scheinwelt, in der es nur um den Widerstand geht. Es dauert mitunter Monate oder gar Jahre, aber wenn Sie es irgendwann schaffen sich in den Rausch zu trainieren, werden Sie das Training lieben lernen. Spätestens dann wird Krafttraining ein fester, nicht mehr wegzudenkender Teil Ihres Lebens. Versuchen Sie es aber nicht krampfhaft zu erzwingen. Es passiert von ganz alleine, wenn Sie Reize der „Außenwelt“ nach und nach ausblenden und sich immer weiter in Ihr Training zu vertiefen.

14 Die größten Fitnessmythen

Bisher haben Sie schon alle wesentlichen Aspekte zu den Themen Training, Ernährung und Regeneration kennengelernt. Wenn Sie sich näher mit der Materie beschäftigen, Bücher und Zeitschriften sowie Internetartikel und Forenbeiträge lesen, werden Sie mit allerhand sich widersprechender Informationen konfrontiert. Es halten sich noch immer zahlreiche hartnäckige Mythen, die viele Menschen auf den Holzweg führen. Dieses Kapitel soll daher mit den gängigsten Fitnessmythen aufräumen. Den Großteil davon haben wir bereits im Verlaufe des Buches besprochen, sodass dieses Kapitel als Wiederholung für Sie dienen soll. Es soll Ihr Verständnis für die Materie festigen und Sie vor gravierende Fehler schützen. Ich bin mir darüber bewusst, dass viele Wiederholungen nerven können, aber sie sind wichtig, um das Wissen zu verinnerlichen – ansonsten vergisst man das Gelesene allzu schnell wieder und hat letztlich nichts gewonnen. Daher lesen Sie sich bitte auch dieses Kapitel durch, um Ihr Wissen und Verständnis zu festigen. Darüber hinaus können Sie dieses Kapitel nutzen, um die Menschen, die solche Mythen verbreiten, eines Besseren zu belehren.

Muskeln benötigen wenigstens 48 Stunden zur Regeneration

Diese Aussage gehört zum größten Unsinn, der mir im Fitnessbereich je zu Ohren gekommen ist. Leider hält sich dieser Mythos sehr hartnäckig in der Szene und viele Athleten haben schon fast panische Angst vor dem bösen Übertraining.

Gehen wir zunächst einmal logisch an die Sache heran. Wie lange wird der Körper nach 50 Sätzen schweren Kniebeugen zur Regeneration benötigen? Auf jeden Fall eine ganze Weile. Und nach dem Tragen eines Kasten Biers über 50 Meter? Vermutlich deutlich weniger lange. Die Regenerationsdauer hängt also offensichtlich mit der Belastungsintensität bzw. mit dem Belastungsumfang zusammen. Eine pauschale Aussage von wegen „Muskeln benötigen wenigstens 48 Stunden zur Regeneration“ zu treffen, ist daher absoluter Blödsinn. Die Regenerationsdauer hängt vom Fitnessniveau bzw. der Trainingserfahrung, von der Ernährung, vom Lebensstil (Stichwort Stress) und natürlich von der Trainingseinheit selbst ab.

Die Vorstellung vom Übertraining beruht auf einer oberflächlichen Auslegung des Superkompensationsmodells. Im Prinzip besagt dieses Modell, dass nach einer Trainingseinheit die Leistung zunächst abnimmt und kurz danach ein wenig zu nimmt – die Zunahme geschieht durch Anpassung des Körpers an das Training. Nach einer gewissen Zeit verebbt die Leistungszunahme dann wieder auf das Ausgangsniveau, wenn keine weitere Trainingseinheit folgt.

In einem Diagramm würde sich dann ein grafischer Verlauf mit „Wellenbergen“ und „Wellentälern“ ergeben. Die Spitze eines Berges, d.h. wenn die Leistungsanpassung ihren Höhepunkt erreicht, stellt den optimalen Zeitpunkt für eine weitere Trainingseinheit dar. Schafft man es, stets im gleichen Zeitabstand zum Zeitpunkt eines Wellenberges einen Trainingsreiz zu setzen, würde man sich stetig weiterentwickeln und die Leistung linear immer weiter zunehmen. Im Gegensatz dazu kann es aber auch passieren, dass man zu früh wieder trainiert, nämlich zum Zeitpunkt eines Wellentales (wenn der Körper noch mitten in der Regenerationsphase ist). Trainiert man im gleichen Intervall stets zum Zeitpunkt von Wellentälern, würde sich die Leistung immer weiter in einem linearen Verlauf verschlechtern. Irgendwann wäre der Körper derart überlastet, dass man mehrere Monate Regeneration benötigen würde, um wieder normal leistungsfähig zu sein - das jedenfalls ist die gängige Vorstellung vom Übertraining auf der Grundlage des Superkompensationsmodells. Das Problem ist eine solche lineare Interpretation der Superkompensation trifft in der Realität nicht zu. Es erfolgt NIEMALS ein linearer Verlauf von Leistungszunahme bzw. -abnahme. Der Körper ist keine einfache Maschine sondern ein komplexer, höchst anpassungsfähiger Organismus. Einfach gesagt: Der Körper passt sich an die jeweilige Situation an. Er würde die Regeneration beschleunigen, um an eine höhere Trainingsfrequenz zu adaptieren. Die Wellentäler würden also niemals im gleichen zeitlichen Abstand zueinander sein. Der Körper verbessert Regenerationsprozesse und wird dadurch im Verlaufe der Zeit dazu fähig, einer deutlich erhöhten Trainingsfrequenz standzuhalten.

Turner und Gewichtheber trainieren mehrere Stunden täglich den gesamten Körper. Maurer und andere Bauarbeiter verrichten ebenfalls täglich stundenlang schwere Arbeit. Von denen hat aber keiner Angst vor Übertraining – vielleicht weil sie die ach so modernen wissenschaftlichen Erkenntnisse nicht kennen. Einen solchen Leistungsstand kann man natürlich nicht über Nacht erreichen. Es ist wichtig, die Trainingsfrequenz langsam zu steigern, um dem Körper die Möglichkeit zur Adaption zu geben. Eine progressive Vorgehensweise wurde beim HFT-Einstiegskapitel vorgestellt. Wer sich an dieses Kapitel hält, braucht keine Angst davor zu haben zu viel zu trainieren. Und ja, die Möglichkeit zu viel zu trainieren ist kein Mythos. Es gibt tatsächlich ein Zuviel, allerdings führt das nicht zu einem mehrmonatigen Leistungseinbruch, mit dem manche Experten Übertraining verbinden. Bei zu viel Training würden uns Müdigkeit und Demotivation lange vor einer derartig großen Schädigung in die Knie zwingen. Das sogenannte Overreaching ist eine zeitlich begrenzte Überlastungserscheinung, bei der die Leistung absinkt und besagte Emotionen auf den Plan treten. Oftmals ist auch das Immunsystem geschwächt, der Ruhepuls erhöht oder der Schlaf unruhiger und weniger erholend. In diesem Fall reichen ein paar Tage bis hin zu einer Woche Pause für Amateursportler und im Extremfall wie bei manchen Leistungssportlern mit hoher Wettkampfdichte zwei bis drei Wochen Pause, um wieder zu alter Stärker zu finden.

Overreaching findet allerdings auch bei vielen erfolgreichen Trainingsplänen bewusst Anwendung, denn eine solche Überlastung zwingt den Körper zu großen Anpassungen was Leistung und Muskelaufbau angeht. Davon abgesehen besteht wie bereits gesagt kein Grund zur Sorge, wenn der Trainingsumfang bzw. die Trainingsfrequenz langsam gesteigert wird. Wer geduldig vorgeht, gibt dem Körper genügend Zeit zur Adaption, d.h. zur Optimierung der Regenerationsprozesse.

Kniebeugen sind schlecht für die Knie

Ein weiterer Mythos, der die Entwicklung vieler Athleten bremst. Kniebeugen sind hervorragend dazu geeignet die Knie zu stärken! Sie kräftigen die gesamte Muskulatur sowie Sehnen und Bänder im Bereich der Kniegelenke. Kniebeugen verleihen mehr Kraft und Stabilität im Kniegelenk. Entscheidend ist hierbei allerdings auch die Ausführung. Die korrekte Technik können Sie auf *simply-progress.de* nachlesen. Wichtig sind vor allem zwei Punkte: Die Knie möglichst nicht über die Höhe der Zehen hinausbewegen und die Bewegung über den vollen Umfang durchführen.

Wer mit den Knien zu weit nach vorne wandert, vergrößert die Belastung auf die Gelenke, sodass hier mitunter auch Überlastungserscheinungen auftreten können. Allerdings darf an dieser Stelle auch nicht verschwiegen werden, dass die individuelle Körperanatomie eine entscheidende Rolle spielt. Manche Menschen haben ungünstige Hebelverhältnisse und daher gar keine andere Wahl, als mit den Knien über die Zehenhöhe hinaus zu gehen. Das ist kein Problem, es geht darum eine natürliche Position zu finden, in der man sich wohl und stark fühlt. Für die meisten Menschen heißt das mit den Knien nicht über Zehenhöhe hinaus zu gehen. Wer aber lange Beine hat, muss mitunter weiter nach vorne gehen, damit die Stange noch senkrecht über dem Körperschwerpunkt (Mitte der Füße) nach unten verlaufen kann. Bei diesen Menschen ist es aber auch so, dass der Körper längst daran gewöhnt ist. Beim Treppensteigen beispielsweise werden die Knie dann regelmäßig weiter nach vorne geführt. Es gilt also schlicht und einfach die individuelle, anatomisch korrekte Position zu finden und dabei zu bleiben.

Der verkürzte Bewegungsumfang ist ein weiteres Problem, das die Belastung auf die Kniegelenke vergrößern kann. Es ist wichtig bei Kniebeugen so tief wie möglich zu gehen. Viele Athleten stoppen, wenn die Oberschenkel parallel zum Boden sind oder ein 90° Winkel zwischen Unterschenkel und Oberschenkel im Kniegelenk anliegt. Wer in dieser Position stoppt, vergrößert die Belastung aufs Gelenk, weil an diesem

Punkt die größten Scherkräfte wirken. Wer stattdessen tiefer geht, entlastet dadurch das Kniegelenk ein wenig und bezieht außerdem mehr Muskeln in die Bewegung mit ein, was gleichbedeutend mit umfassenderen Wachstumsreizen ist.

Weiterhin wird der Bewegungsumfang auch oftmals in der oberen Position verkürzt. Viele Athleten strecken ihre Beine nicht vollständig. Die von einigen Experten propagierte Idee dahinter ist die Muskeln möglichst unter Spannung zu halten und die Gelenke zu entlasten. In diesem Fall ist eine Entlastung der Gelenke aber genau der falsche Weg. In der obersten Position gilt es eine vollständige Streckung der Beine zu erzielen. Dadurch werden die Kniegelenke belastet und gekräftigt. Wer seine Kniegelenke immer nur entlastet, schafft sich unweigerlich Schwachpunkte, weil die Muskeln sich dann schneller entwickeln als die Gelenke. Dieses Ungleichgewicht kann zu Knieproblemen führen. Für eine natürliche, gleichmäßige Entwicklung zwischen Gelenk und Muskeln sollte also immer der vollständige Bewegungsumfang gewählt werden. Übrigens kann die gleichmäßige Entwicklung von Gelenk und Muskeln auch dann gestört werden, wenn der Muskelaufbau mit Steroiden unnatürlich stark beschleunigt wird.

Kreuzheben zerstört den Rücken

Hier wird eine weitere wichtige Grundübung unnötigerweise in den Dreck gezogen. Kreuzheben und Kniebeugen zählen zu den wichtigsten Übungen überhaupt. Beide sollten Schwerpunkt eines jeden Gewichtstrainingsprogrammes bilden. Beim Kreuzheben gilt wie bei jeder anderen Übung auch: Auf die Technik kommt's an.

Wer bei der Technik schlampt, riskiert bei absolut jeder Übung Verletzungen. Bei koordinativ anspruchsvollen Übungen wie dem Kreuzheben ist die Gefahr natürlich größer als bei einer Isolationsübung wie dem Langhantelcurl. Tatsache aber ist, dass korrekt durchgeführtes Kreuzheben den Rücken kräftigt und nicht schädigt. Entscheidend ist, dass der Rücken während der gesamten Bewegung gerade gehalten wird und der erste Teil der Bewegung, also bis zu dem Zeitpunkt, an dem die Hantel die Knie passiert, vorrangig durch die Beinkraft durchgeführt wird. Der Rücken ist bis zu diesem Zeitpunkt angespannt, gerade und in einem konstanten Neigungswinkel. Erst wenn die Hantel auf Höhe der Knie ist, wird der Oberkörper (weiterhin mit geradem Rücken) zusätzlich aufgerichtet. Wer das beherzigt, hat mit dem Kreuzheben einen lebenslangen Begleiter, denn das Aufheben schwerer Gewichte ist eine der natürlichsten Bewegungen überhaupt.

Mit Crunches und Sit-ups bekommt man ein starkes Sixpack

Wenn es doch nur so einfach wäre. Leider ist wesentlich mehr nötig, um ein ansehnliches Sixpack zu kommen. Einerseits ist die schwierigste Hürde mit Sicherheit der Körperfettanteil, denn dieser muss möglichst gering (unter 10-12%) sein, damit das Sixpack überhaupt erst sichtbar wird. Zur Senkung des Körperfettanteils tragen diese Übungen rein gar nichts bei. Der Energieverbrauch ist bei Crunches oder Sit-ups sehr gering, denn es werden fast ausschließlich die kleinen Bauchmuskeln beansprucht. Die Folge ist ein geringer Energieverbrauch und ein ausbleibender Nachbrenneffekt. Um das Sixpack überhaupt erst zu enthüllen, ist Bauchmuskeltraining generell unnötig. Es kommt hier auf die großen Grundübungen und selbstverständlich auch auf die Ernährung an. Fett kann im Übrigen nicht in nennenswertem Umfang lokal abgebaut werden. Wer also glaubt durch Bauchmuskeltraining gezielt am Bauch abnehmen zu können, irrt sich gewaltig.

Davon abgesehen sind Crunches bzw. Sit-ups auch denkbar ungeeignet, um die Bauchmuskeln zu kräftigen und aufzubauen. Der Bewegungsumfang ist bei diesen Übungen ebenso wie der Hebel sehr gering, was zu kümmerlichen Wachstumsreizen führt.

Wer Bauchmuskeln aufbauen will, ist mit Übungen wie Rollouts, Beinheben, Planke und Wood Choppers wesentlich besser bedient. Das sind Übungen mit Hebelwirkungen, Übungen die umfassende Wachstumsreize im Kernbereich setzen, den Bauch aus allen Richtungen fordern und funktionale Kraft aufbauen.

Der Langhantelcurl ist die beste Übung für große Bizepse

Wie im Verlaufe des Buches bereits erwähnt sind Isolationsübungen stark überbewertet. Die isolierte Beanspruchung einzelner Muskeln führt nicht zu großen Wachstumsreizen, weil der Körper nicht entsprechend seiner natürlichen Funktion belastet wird. Auch der Bizeps wächst erst dann am besten, wenn er entsprechend seiner angedachten Funktion trainiert wird, also zur Unterstützung der Rückenmuskeln. Der Körper lässt zudem nur ein gewisses Maß an Asymmetrie zu, um sich selbst vor Verletzungen zu schützen.

Der Klimmzug ist in all seinen Varianten (speziell im Untergriff) der unbestreitbare König für den Aufbau von großen Bizepsmuskeln. Wer stark bei Klimmzügen ist, hat auch ansehnliche Bizepse. Vor allem aber besitzt er eine Menge Kraft, die er auf die Natur übertragen kann. Der Bizeps ist dafür da, den Arm zu Beugen – daher auch der häufig genannte Name „Armbeuger". In der Natur würde eine solche Bewegung niemals isoliert sondern immer nur in Verbindung mit Schulter-, Rücken-, Kern- und Beinmuskeln vorkommen.

Warum ist der Curl also eine derart beliebte Übung? Das Problem ist, dass viele Athleten versuchen die Pläne von Profis abzukupfern. Sie vermuten der Profi wüsste was funktioniert, wie man bei ihm selbst ja direkt sehen kann. Er ist kein Schwätzer, sondern jemand der den Muskelaufbau wirklich beherrscht. Ein Mann der Praxis. Was auf dem ersten Blick gut klingt, ist in Wirklichkeit problematisch. Ein Profi hat ganz andere Anforderungen als ein Amateur. Profis im Bodybuilding-Bereich haben sich bereits mittels Steroiden und jahrelangem harten Training auf ein vollkommen unnatürliches Niveau trainiert. Die bereits vorhandene Muskelmasse ist derart groß, dass wirklich große Spannungen auf einzelnen Muskeln notwendig sind, um weiter Muskelmasse aufbauen zu können. Isolationsübungen sind hier als Ergänzung daher unerlässlich. Das gilt aber eben nur für sehr, sehr weit fortgeschrittene Sportler. Alle anderen erzielen die weitaus besseren Ergebnisse, wenn sie sich auf Grundübungen konzentrieren.

Um Stagnation zu vermeiden, muss man regelmäßig Übungen austauschen

Der häufige Übungsaustausch ist vielleicht eines der größten Missverständnisse im Kraftsportbereich. Variation ist wichtig, das ist unbestreitbar. Wer nicht regelmäßig sein Training variiert, stagniert automatisch ohne weitere Fortschritte. Mit Variation ist allerdings ein großes Spektrum gemeint. Sätze, Wiederholungszahlen, Tempo, Pausenzeiten, Trainingsmethoden, Frequenz, Intensität sind nur einige der Parameter, die regelmäßig variiert werden sollten.

Was aber nicht variiert (d.h. ausgetauscht) werden darf, sind die im Kern ausgeführten Übungen. Das ist genau das Gegenteil der landläufigen Meinung, aber es ist ein ganz wichtiger Punkt, um langfristig erfolgreich zu sein. Denn was passiert, wenn eine Übung ausgetauscht wird? Wenn Kniebeugen mit Frontkniebeugen, Überkopfkniebeugen oder gar Beinpressen ersetzt wird? Nun, der Körper muss zunächst die neue Bewegung sauber erlernen. Es gibt für ihn nämlich grundsätzlich zwei Möglichkeiten stärker zu werden. Entweder er verbessert das Zusammenspiel der Muskeln, also die Koordination, und gestaltet so die Bewegung effizienter, oder er baut mehr Muskelmasse auf.

Das Problem ist, wenn der Körper bei der Koordination - sowohl innerhalb der Muskeln (intramuskulär) als auch im Zusammenspiel mit anderen Muskeln (intermuskulär) - ein großes Verbesserungspotenzial besitzt, dann baut er keine Muskelmasse auf. Koordination ist für ihn der leichtere, schnellere und nachhaltigere Weg, denn dadurch spart er eher noch Energie, weil die Bewegung effizienter wird, statt Unmengen wertvoller Energie für den Aufbau und Erhalt weiterer Muskelmasse auszugeben.

Wer also ständig Übungen austauscht, verbessert immer nur die Koordination statt großartig Muskelmasse aufzubauen. Jeder gute, erfolgreiche Athlet hat immer einen Stamm von Übungen, an dem sich wenn überhaupt nur selten etwas ändert. Hin und wieder finden ein paar neue Übungen den Weg ins Programm, um individuelle Schwerpunkte zu setzen und den Kopf durch Abwechslung motiviert zu halten, aber der Kern bleibt erhalten.

Meiner Meinung nach sollten die folgenden Übungen den Kern eines Krafttrainingsprogrammes bilden:

- Kniebeugen
- Kreuzheben
- Klassisches Drücken
- Dips
- Klimmzüge

Wer sehr häufig trainiert (Stichwort Hochfrequenztraining), kann diesen Kern noch mit den folgenden Übungen erweitern:

- Bankdrücken / Liegestütze
- Vorgebeugtes Langhantelrudern / umgekehrtes Körpergewichtsrudern
- Kettlebell-Swings

Wie gesagt, hin und wieder können auch andere Übungen hinzukommen, um für etwas mehr Abwechslung zu sorgen und Schwerpunkte zu setzen. Frontkniebeugen, Rumänisches Kreuzheben, Ausfallschritte, Latzug – alles in Ordnung. Auch Kettlebell-Übungen, Körpergewichtsübungen, Medizinballübungen und sogar Isolationsübungen können von erfahrenen Athleten sinnvoll eingebaut werden. Aber der Kern sollte immer im Zentrum der Bemühungen stehen. Wer ihn aus den Augen verliert, vergeudet wertvolles Wachstumspotenzial. Verändern Sie häufig die Parameter, mit denen die Kernübungen ausgeführt werden, aber tauschen sie nicht die Übungen aus.

Beim HFT-Training ist es zudem sinnvoll regelmäßig im Kleinen zu variieren, das heißt die Fuß- und Handpositionen häufiger mal zu verändern, um die Gelenke abwechslungsreich zu fordern und somit Überlastungen vorzubeugen. Man kann beispielsweise beim Klimmzug mal den Obergriff und mal den Untergriff nutzen, mal breit und mal schmal greifen und auch zwischen Stange und Turnringen wechseln. Aber man sollte den Klimmzug nicht mal eben durch Latzüge ersetzen!

Für den Muskelaufbau sind 8-12 Wiederholungen optimal

Das klassische Trainingsschema: 3 Sätze à 10 Wiederholungen. Fast jeder macht es so, aber kaum jemandem ist bewusst, dass er damit wertvolles Potenzial vergeudet. Manche Experten glauben der Muskelaufbau hängt von der „Zeit unter Spannung“ ab und die soll bei 8-12 Wiederholungen pro Satz ideal sein. Aber die Zeit unter Spannung ist nur eine Komponente und nicht unbedingt die wichtigste. Wichtiger ist so viele Muskelfasern wie möglich und vor allem auch die größten einzubeziehen. Die Muskelaktivierung funktioniert bei jeder Bewegung folgendermaßen: Zunächst werden die kleinsten Muskelfasern aktiviert, dann die mittleren und dann die größten. Es geht also von klein nach groß. Die kleinen, langsam-zuckenden Fasern sind für Ausdauerbewegungen gedacht. Dazu zählt auch eine Vielzahl der Stabilisationsmuskeln. Die großen, schnell-zuckenden Muskelfasern hingegen sind für kurzzeitige, hohe Belastungen gedacht. Eine Bewegung kann nur dann sauber koordiniert werden, wenn die Aktivierung der Muskeln in der genannten Reihenfolge geschieht.

Das heißt folglich nur wer große Gewichte verwendet und explosiv trainiert, reizt auch die größten Muskelfasern aus, weil nur dann große Mengen an Kraft erforderlich sind. Auf diesem Wege sorgen große Gewichte in explosiver Ausführung für einen besseren Kraft- und Muskelaufbau.

Ein weiterer wichtiger Punkt ist die Tatsache, dass große Gewichte unweigerlich niedrige Wiederholungszahlen und somit kurze Sätze erfordern. Dadurch kann eine höhere Konzentration aufrechterhalten und folglich mehr Leistung erbracht werden. Wenn wir uns also schon auf ein Wiederholungsschema einigen wollen, dann sollte es eher 10 Sätze à 3 Wiederholungen statt andersherum sein. Aber verstehen Sie mich nicht falsch, ganz so einfach ist es dennoch nicht. Höhere Wiederholungszahlen können zum Beispiel für eine größere Ausschüttung von

Wachstumshormonen sorgen. Das 10x10 German Volume Training ist eines der effektivsten Muskelaufbauprogramme und hier werden vergleichsweise leichte Gewichte verwendet. Es geht um folgenden Punkt: 8-12 Wiederholungen ist nicht zwangsläufig das Nonplusultra. Muskelaufbau ist ein vielschichtiger Vorgang, der meiner Erfahrung nach am besten funktioniert, wenn verschiedene Wiederholungsbereiche miteinander kombiniert werden. Es geht darum eine gute Balance aus mechanischem und metabolischem Stress zu erzielen, denn dadurch bekommt man die Vorteile aus beiden Welten. Das heißt für den Muskelaufbau ist es sehr gut, zwischen hohen Gewichten und niedrigen Wiederholungszahlen, moderaten Gewichten und moderaten Wiederholungszahlen sowie leichten Gewichten und hohen Wiederholungszahlen zu wechseln. Eine solche Trainingsplanung liefert beste Ergebnisse und ist dabei noch nachhaltig, weil sie den Körper ganzheitlich entwickelt. Es macht beispielsweise nicht viel Sinn in der Spitze extrem stark zu sein, diese Kraft aber nur sehr kurz aufrechterhalten zu können. Das mag für einen Gewichtheber noch sinnvoll sein. Für einen Athleten, der fit, gesund und gutaussehend sein möchte, ist aber ein ganzheitlicher Ansatz besser geeignet.

No Pain, no Gain – Ohne Muskelversagen kein Muskelaufbau

Viele Athleten glauben sie müssten die Muskeln richtig zum Brennen bringen und einen massiven Pump verursachen, um wirklich Muskelmasse aufbauen zu können. Sie quälen sich in einem Satz bis zum Äußersten und nutzen Intensitätstechniken, mit denen sie noch über das Muskelversagen hinausgehen können. Es wird Zeit mit diesem Unsinn ein für alle Mal aufzuräumen. Muskelversagen ist absolut keine Notwendigkeit für Muskelaufbau. Ein starker Pump, wie er beim Muskelversagen normalerweise auftritt, ist zwar durchaus eine Möglichkeit, den Muskel zum Wachstum zu bringen, denn dadurch werden beispielsweise die Faszien, eine Art Mantel um die Muskeln herum, stark gedehnt, was den Muskeln wiederum Raum zum Wachstum gibt. Allerdings ist es keine Grundbedingung und es ist auch nicht zwangsläufig der beste

Weg. Was passiert denn eigentlich beim Muskelversagen? Beim richtigen Muskelversagen übersäuert der Muskel und die Nährstoffzufuhr wird abgekappt. Dadurch können wiederum wie bereits in Kapitel 4.1 erklärt keine neuen Nährstoffe zu den Zellen gelangen und Abfallstoffe, so genannte Freie Radikale, können nicht abtransportiert werden. Infolgedessen verzögert sich die Regeneration des Muskels enorm. Wer ständig zum Muskelversagen geht, kann nur sehr selten trainieren. Somit ist es durchaus in Ordnung hin und wieder bis zum Muskelversagen zu gehen, wenn man nur wenig Zeit hat und daher nur selten trainieren kann. Das Hochintensitätstraining (HIT) baut genau darauf auf. Aber es ist nicht der effektivste Weg. Wesentlich bessere Ergebnisse werden erzielt, wenn man nicht so intensiv und dafür häufiger trainiert. Dadurch können insgesamt mehr Wiederholungen absolviert werden, wodurch das Zentralnervensystem besser konditioniert und die Koordination verbessert wird. Wenn Übungen perfekt koordiniert werden können, bleibt dem Körper nichts anderes übrig als Muskelmasse aufzubauen, um stärker zu werden. Dieses Prinzip hatten wir bereits beim Übungsaustausch-Mythos. Davon abgesehen wird die Verletzungsgefahr dramatisch erhöht, wenn ein Athlet häufig zum Muskelversagen trainiert. Nähert man sich dem Muskelversagen oder geht sogar darüber hinaus, werden die Muskeln überlastet und zudem wird die Technik immer schlampiger. Das sind genau die Momente in denen man sich leicht Verletzungen zuzieht. Es gibt wenn überhaupt nur sehr wenige Bodybuilder, die regelmäßig mit hohen Intensitäten und Muskelversagen arbeiten und nicht häufiger mal verletzt sind. Risse, Gelenkprobleme und Co. sind bei eingefleischten HIT-Athleten keine Seltenheit.

Die Idee von „No Pain, No Gain“ haben Amateursportler aus dem Profisport übernommen. Weniger erfahrene Athleten sehen Videos von übertrieben muskulösen Profi-Bodybuildern, wie sie sich die letzten Wiederholungen rausquälen, ein schmerzverzerrtes Gesicht machen und dann in Interviews erklären, dass es ohne Schmerz kein Erfolg gäbe. Die Sache bei den meisten Profi-Bodybuildern ist allerdings, dass sie sich wie schon beim Curl-Mythos besprochen mit Steroiden weit über das naturale Maß hinaus aufgepumpt haben und ihre ohnehin übertrieben großen Muskeln nur mit wirklich großen Spannungszuständen und Intensitäten überhaupt noch zum Wachsen kriegen können. Amateure und naturale Athleten richten dadurch aber langfristig gesehen mehr Schaden als Nutzen an, wenn sie ihren Körper noch nicht vollends beherrschen und sich nicht genau darüber im Klaren sind was sie da tun. Ständiges Muskelversagen ist also für den Großteil der Athleten kein nachhaltiger, kein sinnvoller Weg, sofern man nicht zeitlich dazu gezwungen wird. Deutlich sinnvoller ist das Koordinationsversagen. Ein Satz sollte dann abgebrochen werden, wenn keine weitere saubere, vollständige Wiederholung mehr möglich ist. Das schont das Zentralnervensystem und daher im Prinzip den gesamten Organismus. Fördern durch fordern statt zerstören durch überfordern. Eine solche Strategie ist effektiver und zugleich auch noch deutlich nachhaltiger.

Krafttraining verwandelt Fett zu Muskeln

Viele Anfänger wollen gerne Fett zu Muskeln verwandeln. Sorry, das funktioniert nicht, keine Chance! Fett und Muskeln sind zwei vollkommen unterschiedliche Gewebetypen. Man kann höchsten Fett abbauen und Muskeln aufbauen. Aber Fett zu Muskeln verwandeln funktioniert schlicht nicht.

Wie wir im Verlaufe des Buches bereits geklärt haben, ist es nebenbei gesagt auch sehr schwierig, gleichzeitig abzunehmen und Muskeln aufzubauen. Nicht unmöglich, aber zumindest ineffizient. Besser ist es sich immer nur auf ein Ziel zu fokussieren, wenn man schnelle Ergebnisse sehen will.

Um optimal Fett zu verbrennen, sollte man Cardio möglichst konstant und über lange Zeit im Fettverbrennungspuls durchführen

Den Mythos vom Fettverbrennungspuls findet man häufig in Frauenzeitschriften bzw. dort, wo die Autoren von Fitness und Abnehmen im Prinzip keine Ahnung haben. Eng damit zusammen hängt die Vorstellung, man würde erst nach 20-30 Minuten Fett verbrennen.

Das ist alles kompletter Schwachsinn. Grundsätzlich nutzt der Körper immer eine Mischung aus Kohlenhydraten und Fetten zur Energiegewinnung. Bei einer niedrigen Intensität sind es verstärkt Fette, bei einer hohen Intensität verstärkt Kohlenhydrate, aber letztlich ist es dennoch immer eine Mischung. Davon abgesehen zählt die insgesamt verbrauchte Kalorienzahl und die geht über das Training hinaus. Wie wir bereits im Cardio-Kapitel besprochen haben, beschleunigt intensives Training den Stoffwechsel, was einem höheren Energieverbrauch gleich kommt. Bei einem niedrig-intensiven Training wird vielleicht aufgrund der hohen Trainingsdauer beim Training selbst mehr Energie verbrannt, allerdings wird darüber hinaus der Stoffwechsel nicht allzu sehr beeinflusst und dadurch insgesamt weniger Energie verbraucht. Daher sollte der Mythos vom Fettverbrennungspuls endlich von der Bildfläche verschwinden.

Um Fett zu verbrennen, führt kein Weg an Cardio vorbei

Viele Menschen glauben noch immer Cardio wäre der beste Weg, um Fett abzubauen. Das ist es nicht! Fettabbau sollte in erster Linie auf zwei Komponenten beruhen: Ernährungsanpassung und Krafttraining. Das Krafttraining ist dem Cardio beim Fettabbau überlegen, denn es geht beim Abnehmen nicht nur um den Kalorienverbrauch. Ansonsten hätten alle Leute, die sich an Crash-Diäten versucht haben, auch eine deutlich schlankere Figur – stattdessen ist meist das Gegenteil der Fall. Der Körper passt sich an Kaloriendefizite an und eines will er unbedingt behalten: Seine Fettdepots. Stattdessen würde er lieber energetisch kostspielige Muskulatur abbauen, um seinen Grundumsatz und damit seinen Energieverbrauch zu verringern. Bei einer Diät gilt es daher Muskelmasse immer so gut es geht zu erhalten und das funktioniert einfach nicht ohne Krafttraining. Krafttraining ist der Schlüssel für nachhaltiges Abnehmen. Nur dadurch wird Muskelabbau effektiv vorgebeugt. Ganz nebenbei hält Krafttraining auch den Stoffwechsel am Laufen und sorgt somit für einen erhöhten Energieverbrauch – so wie es auch bei intensivem Cardio der Fall ist. Beim Abnehmen ist Cardio also nur eine sinnvolle Ergänzung zum Krafttraining – nicht mehr, nicht weniger.

Zum Abnehmen sollte man frühstücken wie ein Kaiser, mittags wie ein König und abends wie ein Bettler essen

Bitte nicht! Diese Vorstellung ist komplett veraltet und absolut unlogisch. Wenn wir uns alle ehrlich hinterfragen, werden wir feststellen, dass große Mahlzeiten zu nichts anderem führen als Müdigkeit. Das lässt sich auch im Tierreich gut beobachten. Raubtiere jagen, wenn sie hungrig sind, und werden schläfrig, wenn sie gesättigt sind. Ein großes Frühstück gibt also weniger Kraft für den Tag als eher ein saftiges Energietief. Dieser Mythos führt dazu, dass der Blutzuckerspiegel vieler Menschen tagsüber Achterbahn fährt, Energietiefs Motivation und Kraft rauben und ganz nebenbei der Schlaf unruhig ist. Denn wer kann schon mit hungrigem Magen gut schlafen? Kein Mensch. Umgekehrt sollte es also sein. Die Nahrungsmenge sollte im Tagesverlaufe zunehmen und abends ihren Höhepunkt erreichen. Probieren Sie aus! Wer tagsüber wenig isst, befindet sich im Aktivitätsmodus. Er ist produktiv, energiegeladen, motiviert. Nach der großen Mahlzeit am Abend wird er ruhig, entspannt, schläfrig und erfährt letztlich einen tiefentspannten Nachtschlaf.

Mitunter ist hier natürlich einer kleine Anpassungsphase notwendig, speziell wenn der Körper nicht an eine kohlenhydratarme Ernährung gewöhnt ist. Anfangs mögen tagsüber Müdigkeit und Konzentrationsprobleme dominieren. Nach wenigen Tagen bis maximal 1-3 Wochen vergeht das aber und kehrt sich ins Gegenteil um. Übrigens basiert der Mythos vom Kaiserfrühstück auf der Idee, dass abends zugeführte Kalorien nicht mehr verbraucht werden und daher in den Fettdepots landen. Eine sehr unlogische Vorstellung. Erstens ist der Körper auch in der Nach aktiv, speziell bei sportlich aktiven Menschen. Zweitens würde es auch keine Rolle spielen, wenn er abends und nachts Energie in den Fettdepots speichern würde. Dafür baut er tagsüber, wenn die Energiezufuhr niedrig ist, umso mehr Fett ab. Ganz besonders weil eine niedrige Energiezufuhr zu dieser Zeit zu mehr Aktivität und daher einem größeren Verbrauch führt. Das Frühstück ist also nicht die wichtigste Mahlzeit des Tages!

Eine Kalorie ist eine Kalorie

Vielleicht definitionsgemäß, aber entscheidend ist nicht die zugeführte Kalorienzahl, sondern die vom Körper verwertete Energie. Das ist ein Grund dafür, dass genaues Kalorienzählen unnötig ist. Nicht jede Kalorie wird gleich verwertet, denn die Verdauung besitzt nicht unbegrenzte Kapazitäten. Wenn beispielsweise eine Mahlzeit sehr nährstoffreich ist, dann wird nicht jede Kalorie verwertet und stattdessen einiges wieder ausgeschieden. Naturbelassene Lebensmittel sind reich an Nährstoffen wie Vitaminen, Mineralien, Enzymen und sekundären Pflanzenstoffen. Derlei Vitalstoffe sind zur Funktionsweise des Körpers von großer Wichtigkeit, sodass er versucht sie so gut es geht zu verwerten. Dabei bleiben dann schon mal ein paar Kalorien auf der Strecke.

Auf der anderen Seite haben Produkte wie Eiscreme oder Nudeln nur sehr wenige Nährstoffe. Sie liefern primär Energie, wovon dann natürlich ein Großteil auch verwertet wird. Ganz nebenbei setzen sie aufgrund des raschen Blutzuckerspiegelanstieges auch eine Abwärtsspirale aus Heißhunger und erhöhter Energiezufuhr in Gange.

Eine Kalorie ist also nicht eine Kalorie. Sie unterscheiden sich in der Verwertung und die ist nicht nur bei den einzelnen Lebensmitteln unterschiedlich, sondern auch bei den einzelnen Makronährstoffen. Zur Verwertung von Protein wird beispielsweise deutlich mehr Energie benötigt als dies bei Kohlenhydraten oder Fetten der Fall wäre. Protein wird zudem bei vielen anderen körperlichen Prozessen benötigt, sodass es sehr schwer ist mit Proteinen Fett aufzubauen. Alles in allem sollte man also den Mythos von der Gleichheit aller Kalorien schleunigst vergessen.

Fett macht fett

Einige Fette sind zum Überleben essentiell – ganz im Gegensatz zu Kohlenhydraten, auf die der Mensch theoretisch nicht angewiesen ist. Kohlenhydrate werden leichter als Körperfett gespeichert, weil der Körper im Alltag vorrangig Fette zu Energieversorgung nutzt. Erst bei wirklich intensiven Belastungen gewinnen die Kohlenhydrate die Oberhand. Genau das gilt es bei der Ernährung zu berücksichtigen – siehe Ernährungsregel 6.

Fette sind die natürlichste Energiequelle für uns Menschen und sollten eine entsprechende Priorität genießen. Ein Gramm Fett liefert zwar doppelt so viele Kalorien wie 1g Kohlenhydrate, wird allerdings auch langsamer verdaut, sättigt mehr und verbessert den Geschmack, denn Fett ist bekanntermaßen auch ein Geschmacksträger. Entscheidend ist aber auch hier wie immer die Art der Fette. Naturbelassene Lebensmittel liefern wertvolle Fette, stark verarbeitete Produkte hingegen verseuchen den Körper mitunter mit schädlichen Transfetten. Die Angst vor den guten Fetten beispielsweise aus Nüssen ist allerdings vollkommen unbegründet. Im Gegenteil, sie sind für die Gesundheit und Leistungsfähigkeit sogar von großer Bedeutung. Auch wenn für manche Menschen kohlenhydratreiche, fettarme Diäten funktionieren, so werden die besten Gewichtsverluste doch stets eher mit einer fettreichen, kohlenhydratarmen Ernährung erzielt. Fett macht also nicht zwangsläufig fett, sondern vielmehr geschieht dies durch einen Kalorienüberschuss bzw. die Vernachlässigung naturbelassener Lebensmittel.

15 Ein Leben im Zeichen der Entwicklung

Warum wollen Sie eigentlich trainieren? Möglicherweise ist es die Gesundheit, die Fitness oder das Aussehen – in jedem Fall geht es um Veränderungen und Veränderungen sind genau das, was mit diesem Buch erreicht werden soll. Kein Mensch konnte jemals wirklich erfüllt sein ohne sich weiterzuentwickeln. Wer in seinem derzeitigen Zustand verharrt, stumpft ab. Im Stillstand verliert das Leben seinen Zauber, wird langweilig. Die Magie entsteht durch Dynamik, durch Veränderungen, durch Fortschritt. Körperliches Training bewirkt diesen Fortschritt, aber letztlich ist es dennoch nur ein Teil der Gleichung. Wer körperliche Fortschritte erzielt und geistig stehen bleibt, ist nichts anderes als eine leere Hülle. Erfüllung findet man nur, wenn sich das System aus Körper und Geist ganzheitlich weiterentwickelt, sprich besagte Hülle mit geistiger Tiefe gefüllt wird.

Geistiges Wachstum begünstigt in Form eines gestärkten, zielstrebigen Willens das körperliche Wachstum und spielt daher für eine erfolgreiche Trainingsgestaltung eine enorm wichtige Rolle. *„Alle Schwäche ist Willensschwäche"* sagte schon Friedrich Nietzsche. In einem gewissen Maße zieht körperliches Wachstum auch geistiges mit sich, aber ist das ausreichend?

Wenn Sie jetzt „Ja" sagen, müssen wir uns fragen warum Bodybuilding so vorurteilsbehaftet ist. Nicht wenige denken dabei an idiotische Pumper, die nichts Besseres zu tun haben als sich selbst im Spiegel zu bewundern. Körperliches Wachstum bietet das *Potenzial* geistiges Wachstum zu begünstigen. Doch muss man sich dessen einerseits bewusst werden und andererseits diese Chance ergreifen. Wer es schafft geistiges und körperliches Training in Einklang zu bringen, der löst Synergieeffekte aus, welche die eigene Entwicklung in ungeahnte Höhen katapultieren können, weil erst dann das volle menschliche Potenzial genutzt werden kann.

Die bereits vorgestellte Meditation ist ein hervorragender Weg, der geistiges Wachstum verspricht und zudem das körperliche Wachstum begünstigt - ebenso wie andersherum das Krafttraining. Beide Trainingsmethoden basieren wie alle Entwicklungsinstrumente auf der Grundlage des progressiven Lebens: Lernen.

Wachstum körperlicher und geistiger Natur basiert *immer* auf Lernen. Es ist eine Lebenseinstellung, man kann lernen lieben lernen. Lernen ist Anti-Trägheit, also der Todfeind des inneren Schweinehundes. Lernen bringt Dynamik ins Leben, bringt Veränderungen. Das Leben ist eine Reise. Mit Reise ist nicht zwangsläufig ein Ortswechsel gemeint, sondern vielmehr ein Wechsel der Perspektive.

Ich habe mich lange Zeit der Frage gewidmet, was das „Ich" eigentlich ist. Wer bin ich? Bin ich ein Produkt meiner Erfahrungen und Lebensumstände? Oder gibt es da auch irgendetwas, das schon vorher da war? Eine Art Persönlichkeit, ein fester Kern, den ich seit meiner Geburt in mir trage? Schlussendlich bin ich zu der Erkenntnis gelangt, dass das „Ich" ein fließendes Konzept ist. Eines, das die Dynamik des Lebens wiederspiegelt. Meiner Meinung nach kommen wir als leere Hüllen mit individuellen Veranlagungen zur Welt und verlassen sie ebenso leer. Im Leben geht es nicht darum irgendwer zu sein, eine feste Rolle auszufüllen. Es geht nicht darum herauszufinden wer man ist, um dann dementsprechend zu leben. Ich denke es geht vielmehr darum sich selbst zu erschaffen und weiterzuentwickeln. Es zählt nicht wer man angeblich von Geburt an ist, sondern wer man sein und wie man leben will. Es geht darum sich immer wieder neu zu erschaffen, zu revolutionieren, seine Perspektiven und Weltbilder zu verwerfen und im Fluss des Lebens zu bleiben. Wer offen ist, sich im Fluss befindet und Mut hat, wird sich immer wieder neu erfinden. In unserer Gesellschaft scheint hingegen der Stillstand, der sich hinter dem nett klingenden Wort „Stabilität" versteckt, angesagt zu sein. Menschen versuchen sich ihr Heim zu errichten, Routine in den Alltag zu bringen und nach festen Prinzipien zu leben. Wer hingegen im Fluss lebt und sein Weltbild regelmäßig auf den Prüfstand stellt und über den Haufen wirft, wird manchmal gar ein wenig herablassend betrachtet. Frei nach dem Motto: „Der weiß nicht was er will". Aber genau darin liegt doch der Zauber. Heute nicht zu wissen, welcher Mensch man in 10 Jahren sein wird. Die Ungewissheit, die Überraschung, das ist die Magie des Lebens. Was habe ich davon, wenn ich meine Zukunft schon genau voraussagen könnte? Hätten Sie Lust auf ein solches Leben? Manche Menschen träumen davon unsterblich zu sein, weil sie sich nicht darüber im Klaren sind, dass das Leben dann seinen Reiz verlieren würde. Der Tod ist die große Ungewissheit des Lebens. Wir wissen nie wann es vorbei sein könnte. Vielleicht schon morgen. Oder erst in 50 Jahren. Sicher ist nur, dass wir irgendwann sterben. Aber weil wir nicht wissen, wann dies der Fall sein wird, erhalten wir die Möglichkeit unser Leben vollständig auszukosten, es wertzuschätzen und nicht alles auf Morgen zu verschieben. Wenn der Tod nicht wäre, würden wir die Zeit nur so verplempern. Sie hätte dann schlicht keinen Wert mehr für uns. Erst der Tod verleiht dem Leben Wert. Der Tod erschafft das Leben. Ohne den Tod wäre das Leben bloße Existenz, ohne Zauber, ohne Leidenschaft.

Traurigerweise sieht es aber genau so bei den Stillstandsmenschen aus. Im Laufe der Zeit zementiert sich ihr Weltbild. Sie hören auf zu Lernen. Sie fahren sich auf ihrer Schiene ein, blicken nicht mehr nach links und rechts und steuern damit geradewegs und ohne zu bremsen auf die ewige Stille zu. Wer aufhört zu lernen ist alt - Jahreszahlen spielen dabei keine Rolle.

Was ich Ihnen damit sagen möchte: Lernen Sie wann immer Sie können! Die aus meiner Sicht beste Möglichkeit dazu bieten Bücher. Sie vereinen das Wissen und die Weisheit von Generationen. Sie sind der wahre Schatz unserer heutigen Zeit! Niemals zuvor hatten Menschen die Möglichkeit auf ein derart riesiges Arsenal an Wissen und Weisheit ohne größere Mühen zuzugreifen. Das richtige Buch vermag Ihr Leben dauerhaft zum Positiven zu wenden.

Viele Menschen geben an sie hätten zum Lesen zu wenig Zeit. Aber stimmt das? Haben wir wirklich zu wenig Zeit oder verschwenden wir nur viel zu viel davon mit oberflächlichen Zeitvertreiben? Wie fühlen wir uns denn beispielsweise nach dem abendlichen Fernsehprogramm? Komplexer? Stärker? Schöner? Gesünder? Klüger? Oberflächliches Vergnügen ist ganz nett und sollte auch nicht fehlen, der Schwerpunkt sollte aber immer auf tiefgreifende Aktivitäten ausgerichtet werden, auf Aktivitäten, die uns weiterbringen. Sie kosten Energie, bringen aber auch Erfüllung mit sich. Wir Menschen wurden gemacht, um zu wachsen. Alles Leben wurde gemacht, um zu wachsen. Daher sollten wir uns nicht die Chancen und das Potenzial unserer Existenz mit ausufernden Vergnügungen wie tägliche Fernsehexzesse nehmen. Unsere Welt hat so viel mehr zu bieten. Zum Beispiel viele gute Bücher. Lesen Sie, lernen Sie, wachsen Sie. Das ist der notwendige Ausgleich zum Krafttraining, um nicht nur eine glänzende aber leere Hülle zu haben, sondern um ein vollständiger, erfüllter Mensch zu werden.

16 Der ideale Athlet und die Suche nach Balance

Der ideale Athlet trainiert täglich. Er lässt keine Einheiten aus, auch wenn es ihm schlecht geht. Er gibt in jeder Einheit alles, versucht sich stetig zu verbessern, bleibt über neue Trainingssysteme auf dem Laufenden. Der ideale Athlet kümmert sich um seine Ernährung. Er nimmt zu sich, was er braucht, um Höchstleistung zu bringen – nicht mehr und nicht weniger. 7 Tage die Woche, 365 Tage im Jahr. Er lebt für sein Training, für seine Entwicklung. Er kennt keine Ausrutscher, denn er verfolgt Ziele. Körperliche Ziele in Kombination mit geistiger Entwicklung sind der Antrieb des idealen Athleten. Kompromisse sind ihm ein Fremdwort, es zählt nur die nächste Einheit. Er will um jeden Preis seine Leistung verbessern, die Gewichte erhöhen, mehr Wiederholungen bewältigen. Sein Alltag ist auf das Training ausgerichtet, denn sein Leben ist vollends dem Wachstum gewidmet.

Das einzige Problem: **Der ideale Athlet wird niemals existieren.** Ideale werden benutzt, um Menschen Schuldgefühle einzureden und somit Macht über sie zu gewinnen. Die Kirche nutzt diese Strategie schon seit Jahrtausenden. Das Prinzip dahinter ist sehr clever: Bring die Leute dazu an unerreichbare Ideale zu glauben und drohe mit schlimmen Konsequenzen, wenn dagegen verstoßen wird. Sie hatten Sex vor der Ehe? Haben gelogen? Dann kommen Sie wohl in die Hölle. Es sei denn, Sie kommen zu mir in die Kirche und legen die Beichte ab – Gott ist ja gnädig.

Verstehen Sie mich nicht falsch, ich möchte jetzt hier nicht gegen Religionen hetzen. Es geht mir nur um Folgendes: Es liegt in der Natur eines Ideals unerreichbar zu sein und wer Ideale verkauft, verursacht Schuldgefühle, um damit Macht zu gewinnen. Ideale sind Ziele, nach denen man streben kann, ebenso wie ein buddhistischer Mönch nach Erleuchtung strebt. Aber sie werden ebenso wie die große Erleuchtung unerreichbar bleiben. Man kann sich vornehmen regelmäßig zu trainieren, auf seine Ernährung zu achten, freundlicher, offener, wissbegieriger, fleißiger oder geduldiger zu werden. Aber es wird immer Ausnahmen geben. Irgendwann kommt ein schwacher Moment, in dem man von seinem Ideal abweicht. Das ist ganz natürlich und überhaupt kein Grund für Schuldgefühle! Was soll's, manchmal kommt eben etwas dazwischen und man muss seine Trainingseinheit ausfallenlassen. Manchmal ist man mit Freunden unterwegs, verspürt großen Hunger und geht in ein Fast Food Restaurant. Na und? Geht davon die Welt unter?

Bisher habe ich den Wert des Trainings gepriesen, Willenskraft und Konzentration als Wesentlich hervorgehoben, naturbelassene Ernährung gepredigt und dazu angestiftet das eigene Leben dem Wachstum zu widmen. Aber fühlen Sie sich bitte nicht dazu gedrängt permanent irgendwelche Ideale verkörpern zu müssen. Machen Sie sich selbst nicht so viel Druck und fühlen Sie sich nicht schuldig, wenn Sie sich „Ausrutscher" geleistet haben.

Das scheint in einem gewissen Widerspruch zu dem zu stehen, was bisher in diesem Buch stand, aber das stimmt nicht. Es ist ein Teil des Ganzen auf dem Weg zur Harmonie. Das Leben ist ein Balanceakt. Gegensätze schließen sich nicht immer aus. Es gilt sie vielmehr in Einklang zu bringen. Man kann sehr wohl ein disziplinierter, strebsamer Athlet und gleichzeitig auch ein Genussmensch sein. Wird das Leben durch diese Vielseitigkeit, durch die Widersprüchlichkeit nicht erst wirklich interessant? Macht es nicht beispielsweise viel mehr Spaß einen saftigen Burger zu genießen, wenn man sich zuvor den ganzen Tag extrem naturbelassen mit viel Gemüse ernährt und zudem hart trainiert hat? Wird der Genuss durch die Enthaltsamkeit nicht umso größer?

Wenn der Genuss zur Routine wird, stumpft er ab, verliert seine Magie, seine Besonderheit. Wird er aber mit einem asketischen Lebensstil in Einklang gebracht, fällt er letztlich umso größer aus. Das ist etwas, das ein Trainingsanfänger unbedingt verinnerlichen muss. Wenn man sich in die Welt der Fitness begibt, wird man oft zu einem kastrierten Leben mit unerreichbaren Idealen gedrängt. Man bekommt zu hören, dass es überhaupt nichts bringt sich im Fitnessstudio zu verausgaben und dann danach Burger zu futtern. Ich sehe das etwas anders. Wer mehr in sein Fitnesskonto einzahlt, kann theoretisch auch etwas mehr ausgeben. Solange man insgesamt im positiven Bereich bleibt, gibt es keinen Grund zur Sorge. Allerdings müssen manche Menschen, speziell wenn sie vorher wenig Begeisterung für Sport und ausgewogene Ernährung empfunden haben, zunächst erst einmal groß und breit den Wert von Fitness und gesunder Ernährung vorgekaut bekommen, damit sie überhaupt aktiv werden. Das führt leider oftmals dazu, dass der träge Sesselfurzer prompt zum Hardcore-Athleten wird. Meiner Erfahrung nach führt ein rein extremer Weg nicht zur Erfüllung. Die kommt erst mit der Balance aus den Extremen. Mit der Harmonie der Gegensätze. Wenn Sie also fleißig trainieren und die meiste Zeit darauf achten sich naturbelassen zu ernähren, können Sie vollkommen frei von Schuldgefühlen ruhig auch ab und an schlemmen und sich gehen lassen. Sie müssen niemandem etwas beweisen. Es gibt keinen Wettbewerb. Es gibt niemanden, der besser oder schlechter ist als Sie. Es gibt nur einen Menschen, dem Sie Rechenschaft ablegen müssen und der sind Sie selbst. Also machen Sie sich nicht fertig, wenn Sie sich mal selbst widersprechen und „sündigen", von Ihrer Linie abweichen. Solche Momente stellen das Gleichgewicht im Leben her. Verdienen Sie sich diese Momente und dann genießen Sie sie.

17 Schlussworte

Die meisten Menschen wollen einfache, klare, leicht nachzumachende Anleitungen. Doch beinhaltet dieses Buch neben festen Plänen auch Anregungen und Möglichkeiten, die nach eigenem Ermessen realisiert werden sollen. Das ist der Tatsache geschuldet, dass ich Krafttraining als Entwicklungsprozess verstehe und eine autonome Vorgehensweise bei Training und Ernährung aus meiner Sicht ein Entwicklungsschritt ist, den wir alle gehen sollten. Die Abhängigkeit von den Instruktionen anderer ist eine fesselnde Kette, mit der wir unsere persönliche Entfaltung einschränken. Ich denke wir alle sollten lernen unser eigenes Leben zu leben und eigene Entscheidungen zu treffen. Vielleicht wollen Sie mir in manchen Punkten des Buches widersprechen. Das ist gut so! Letztlich geht es nicht darum den Weg eines anderen blind zu übernehmen, sondern seinen eigenen Weg zu finden. Was immer Ihnen schlüssig und nützlich erscheint, können Sie in Ihren Weg integrieren. Starke Menschen beschreiten eigene Wege. Finden Sie Ihren Weg! Ich habe versucht zu vermitteln worauf es beim Training grundlegend ankommt, damit Sie auf eigene Faust weiterziehen können. Das was dabei letztlich zählt ist nicht das Wissen. Die Wissenskomponente wurde in diesem Buch bewusst relativ oberflächlich gehalten, um Ihre Konzentration nicht vom Wesentlichen abzulenken und Sie davor zu bewahren die gleichen Fehler zu machen, die bei mir und zahlreichen anderen Sportlern Fortschritte verhinderten. Wissen ist nett, aber es darf nicht genutzt werden, um sich das Training leichter zu machen. Erst wenn man die Natur des Widerstandstrainings verinnerlicht und den schweren Weg als den Guten erkennt, wird es zu Erfolgen kommen.

Der Widerstand des Eisens ist ehrlich, denn hier auf der Erde sind 100kg eben immer 100kg. Dennoch geraten wir viel zu schnell in Versuchung eigenes Versagen mit Ausreden zu rationalisieren. Menschen sind so gebaut, dass sie ihr Gewissen immer erleichtern wollen. Diese Sorte

Mensch trägt eine solche Einstellung auch mit ins Training und unterbindet damit von vorneherein jegliches Wachstumspotenzial.

Wir müssen uns also eines klar machen: Es gibt keine Ausreden. Wenn wir keine Erfolge erzielen, dann sind im Großen und Ganzen nicht Genetik oder Berufsstress schuld, sondern wir. Wir ganz allein tragen die Verantwortung für unsere Entwicklung. Da können wir noch so sehr nach Ausreden suchen, am Ende ändert das nichts am Resultat. Niemanden interessiert warum bei uns dieses und jenes nicht klappt. Das Einzige was zählt ist das Ergebnis und vom Jammern wird sich das nicht ändern. Nur wenn wir endlich aufhören uns herauszureden und eigenes Versagen akzeptieren, nur dann können wir es auch ändern. Das ist es, was Erwachsensein für mich ausmacht. Das Alter spielt hier keine Rolle. Wer keine Verantwortung für seine eigenen Handlungen übernehmen kann, bleibt im kindlichen Reifegrad gefangen. Widerstandstraining ist die beste Möglichkeit erwachsen zu werden. Dieses Buch hatte primär das Ziel Ihnen den Wert des Widerstandstrainings zu verdeutlichen. Es gibt genügend Bücher, die detailliertes Wissen zum Thema enthalten, aber das nützt alles nichts, wenn der Athlet den wahren Wert nicht verinnerlicht. Wer sich für den Eisensport entscheidet, wählt den Weg des Widerstandes, den Weg der Entwicklung. Richtig praktiziert impliziert Krafttraining einen kompletten Lebenswandel, denn für ein erfolgreiches Training und Leben muss man seine innere Einstellung ändern und den Charakter schulen. Es ist leicht vor dem Fernseher zu sitzen. Es ist leicht zur Chipstüte zu greifen. Es ist leicht keinen Sport zu treiben. Doch von jetzt an, hoffe ich, werden Sie kein leichtes Leben mehr haben wollen, denn Leichtigkeit ist gekennzeichnet durch geringe Widerstände und diese bieten keinen Wachstumsreiz. Es werden immer Phasen der Demotivation kommen, doch diese gilt es als das zu betrachten, was sie wirklich sind: Widerstände zum Wachsen. Ein einfaches Leben ist kein erfülltes Leben, denn Erfüllung können wir im Sinne der Evolution nur durch Wachstum erfahren. *Training ist die Metapher des Lebens.* Leben Sie?

Anhang: Erfolgreiches Krafttraining auf einem Blick

Ich bin mir bewusst, dass mit diesem Buch noch viele Fragen offen geblieben sind und manches anfangs verwirrend erscheinen mag. Sie müssen verstehen, dass die einzelnen Themen, die in diesem Buch behandelt wurden, sehr komplex sein und jeweils eigenständige Bücher füllen können. Aber etwas detaillierter zu behandeln heißt noch lange nicht, dass man dadurch auch besser wird. Diejenigen mit den größten Theoriekenntnissen sind nicht selten auch gleichzeitig diejenigen mit den schwächsten Körpern. Zu viel Theorie kann mehr schaden als nützen, weil man sich nur allzu leicht in unwichtigen Details verliert. Gerade Anfänger haben oft kein ausreichendes Verständnis dafür was wirklich wichtig ist. Sie hängen sich an unbedeutenden Fragen auf und verlieren so den Blick für das Wesentliche. Die Basics klingen unspektakulär, sind aber zum Großteil für den Erfolg verantwortlich. Alles Weitere kann bestenfalls das Sahnehäubchen darstellen. Wenn Sie also irgendwann den Durchblick verlieren, viele unbeantwortete Fragen haben oder mit tiefergreifenden Forschungen über die theoretischen Zusammenhänge beginnen, dann besinnen Sie sich unbedingt weiterhin auf die grundlegenden Erfolgsprinzipien. Damit Ihnen das einfacher gelingt, habe ich sie in diesem Kapitel kurz und bündig mit ihren Kernaussagen zusammengefasst. Was nun folgt ist relativ unspektakulär und den meisten Athleten theoretisch bekannt. Viele verkennen jedoch den Wert, wollen höher hinaus und stürzen meist eher ab. Wenden Sie diese Prinzipien so kompromisslos wie möglich an und Sie werden unabhängig von allen anderen Variablen und Vorgaben sehr erfolgreich trainieren.

1 Halten Sie sich an die Grundübungen

2 Variieren Sie regelmäßig das Training, behalten Sie die wichtigsten Grundübungen aber im Programm

3 Versuchen Sie bei jeder Einheit etwas mehr zu leisten (größere Gewichte, schnelleres Tempo, mehr Wiederholungen/Sätze, kürzere Pausen)

4 Legen Sie wann immer der Fortschritt stagniert oder Ihre Kraft/Motivation schwindet eine kleine Regenerationswoche ein und wandeln Sie danach Ihr Workout etwas um

5 Seien Sie bei jeder Trainingseinheit voll bei der Sache, mit den Gedanken im Hier und Jetzt

6 Konzentrieren Sie sich bei der Übungsausführung auf den Spannungsaufbau in möglichst vielen Muskelfasern

7 Seien Sie geduldig und bleiben Sie beharrlich bei der Sache. Wenn die Erfolge ausbleiben, ergründen Sie die Ursache (zu wenig Variation, zu wenig Konzentration, schlechte Ernährung, schlechter Lebensstil)

8 Bringen Sie körperliche Aktivität in Ihren Alltag

9 Vermeiden Sie negativen Stress, bringen Sie Ihre Gedanken zur Ruhe und meditieren Sie regelmäßig ein wenig

10 Ernähren Sie sich naturbelassen, vielseitig und trinken Sie reichlich Wasser

11 Erhöhen Sie die Energiezufuhr, wenn Sie Muskeln aufbauen wollen

12 Verringern Sie die Energiezufuhr, wenn Sie Fett abbauen wollen

13 Lernen Sie (speziell aus Fehlern)

14 Üben Sie sich im Verzicht

15 Suchen Sie nach Balance

10228386R00123

Printed in Great Britain
by Amazon.co.uk, Ltd.,
Marston Gate.